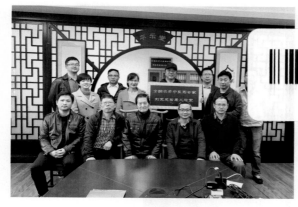

为刘克忠教授）
（2018 年）

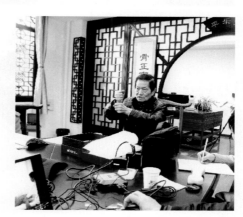

刘克忠教授在传承工作室学
术会议上亲自传授手法技巧
（2018 年）

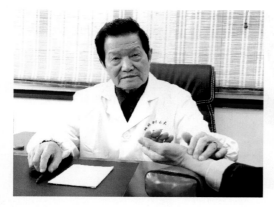

年过八旬的刘克忠教授仍然
坚持专家门诊（2019 年）

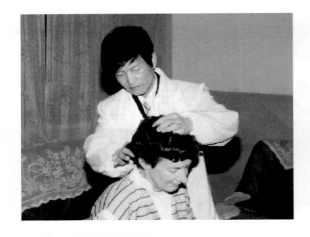

刘克忠教授为英
国患者手法治疗
颈椎病（1988 年）

刘克忠教授在与作者探
讨病例（1997 年）

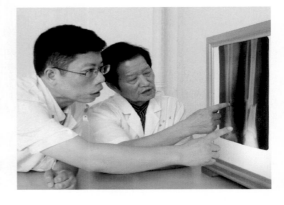

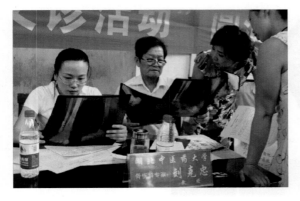

刘克忠教授走进
社区参加大型义
诊活动（2009 年）

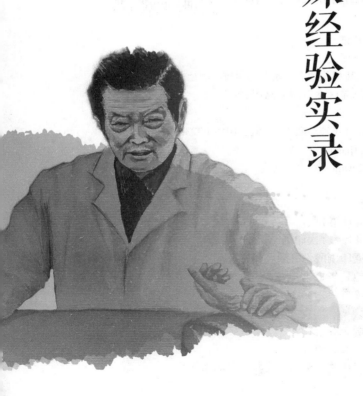

刘克忠骨伤科临床经验实录

主审◎刘克忠

主编◎陈洪波

中国健康传媒集团

中国医药科技出版社

内 容 提 要

　　本书是全国名老中医药专家刘克忠教授学术经验总结，分学术特色、用药特色、正骨手法、理筋手法、练功疗法、验案精选、经典参悟、薪火相传八个部分，内容详尽实用，图文并茂并配操作视频，具有很强的临床参考价值和可操作性，适合中医骨伤科临床工作者、院校师生参阅学习。

图书在版编目（CIP）数据

刘克忠骨伤科临床经验实录/陈洪波主编.—北京：中国医药科技出版社，2023.4
ISBN 978-7-5214-3476-7

Ⅰ.①刘… Ⅱ.①陈… Ⅲ.①中医伤科学–中医临床–经验–中国–现代 Ⅳ.①R274

中国版本图书馆CIP数据核字（2022）第201003号

ISBN 978-7-88728-288-0

本书视频音像电子出版物专用书号：

9 787887 282880 >

美术编辑	陈君杞
版式设计	友全图文
出版	**中国健康传媒集团** ｜ 中国医药科技出版社
地址	北京市海淀区文慧园北路甲22号
邮编	100082
电话	发行：010-62227427　　邮购：010-62236938
网址	www.cmstp.com
规格	880×1230mm $\frac{1}{32}$
印张	8 $\frac{3}{8}$
字数	228千字
版次	2023年4月第1版
印次	2023年4月第1次印刷
印刷	北京盛通印刷股份有限公司
经销	全国各地新华书店
书号	ISBN 978-7-5214-3476-7
定价	**39.00元**

获取新书信息、投稿、为图书纠错，请扫码联系我们。

《刘克忠骨伤科临床经验实录》
编委会

　　本书整理了全国名老中医药专家刘克忠教授的中医骨伤学术思想和临床经验，总体分为学术特色、用药特色、正骨手法、理筋手法、练功疗法、验案精选、经典参悟、薪火相传一共八个部分，书中汇聚了刘教授几十年来在工作中积累的诊断思维、临床病案、操作要领、临证心得。刘教授正骨手法与用药方面颇具特色，中医临床离不开古籍经典的指导，本书在说理中引用了大量古籍记载中的骨伤理论渊源和诊疗思路。为了方便读者更加直观地学习正骨手法，编委们将其中部分操作录成视频，刘教授推崇的练功十八法也配了全套示范视频。这本书非常适合中医临床医生、中医院校师生、中医药爱好者阅读。

　　本书的编写得到了刘克忠教授的首肯和审阅，并提供了大量原始素材，为收集、整理资料提供了极大帮助。同时，全体编委精诚团结、分工协作、各负其责、终成集萃，凝聚了辛勤汗水和精力，湖北中医药大学自始至终给予刘克忠传承工作室全力支持，在此一并致以深深的谢意！

　　为保留医家诊治资料当时的原貌，有些药没有按照当前最新规定用替代品，比如，穿山甲，目前不提倡使用，书中保留了穿山甲原貌，请读者在临床使用中用王不留行之类替代。因编者水平所限，书中难免有疏漏和不妥之处，还请各位同道、读者指正，以便再版时修订完善。

编者

2022 年 12 月于武昌昙华林

目录
Contents

第一章　学术特色

刘克忠，男，汉族，教授，主任医师，湖北省武汉市人，1939年2月生。1964年毕业于河南平乐正骨学院（现河南中医药大学洛阳平乐正骨学院），毕业后分配到湖北中医学院（现湖北中医药大学）工作至今。全国第二批名老中医药专家学术经验继承工作指导老师，2011年1月被授予"湖北中医名师"称号，2013年12月被授予首届"武汉中医大师"称号，2018年被遴选确定为"全国名老中医药专家传承工作室建设项目专家"。从事医疗、教学、科研六十余载，兼任全国中医高等院校骨伤学会理事，湖北省骨伤科学会副主任委员，湖北省武汉市骨伤科学会副主任委员，中国传统手法研究会湖北分会理事会副理事长，广西中医学院（现广西中医药大学）客座教授，全国学士学位评委等职。刘教授虽已耄耋之年，在为中医药的传承和发展中，仍孜孜不倦，尽心尽力，仍然坚持每周三次门诊。他集医德、医道、医技一身，探幽索微，奋进不已，悬壶60载，桃李满天下，是将中医理论、前人经验与当今临床实践相结合的典范。经过60年的不断学习、实践、总结、科研、创新，其学术渊源有五，即：中医经著、诸家合融、立德树人、医教协同、继承创新。始终以继承和弘扬祖国医学为己任，中西融会贯通，在继承平乐郭氏正骨基本原则基础上逐步形成独特的理论方法及学术特色。

平乐正骨流派学术思想体现在：①筋喜柔不喜刚；辨证施术，如《医宗金鉴·正骨心法要旨》谓"必先知其体相，识其部位"。②辨病与辨证结合，有病就有证，辨证才能识病，两者是密不可分的。临床诊治时，既要辨病，又要辨证，只有病、证合参，才能选用适当方药，恰当的手法。③内治与外治相辅，同时外伤筋骨，往往内动脏腑，《正体类要》提出"肢体损于外，则气血伤于内，营卫有所不贯，脏腑由之不和……"。④动静结合，主动为主，在筋伤的治疗恢复中，动是积极的，动静结合，取长补短，相辅相成，练功锻炼的目的就是通过促进气血的流动以加强肢体关节的活动，防止并发症的发生，促进损伤组织的愈合，"动静结合，主动为主"即是功能练功的基本法则。⑤筋伤辨治，气血为要，《杂病源流犀烛》云："跌仆闪挫，卒然身受，由外及内，气血俱伤病也"。临床所见内、外伤，其病机是伤后出现的气血循行失常，由之而发生一系列的病变，外伤因受伤局部疼痛、青紫瘀肿明显，血伤肿、气伤痛，症见清楚，而内伤却有形无形、虚实夹杂，或以气伤为主、累及于血，或以血伤为重、损及于气；且因气血伤损的程度不同，可分别发生气滞、气逆、气闭，或血瘀、血虚、血热等相应病变，临证时更需辨证明确，方能有效医治。

刘教授长期从事中医骨伤科治疗骨折筋伤、内伤和骨关节疾病的医疗实践，擅长运用正骨术联和气血并治、内治与外治并用的综合疗法处理各种骨科，疑难杂症辨证论治。同时他也非常重视外治方药的挖掘和推广，精心研制出消肿定痛膏、熏蒸剂、健足散、生肌膏以及接骨止痛胶囊等系列制剂，广泛应用于临床，疗效显著，极大地发扬了平乐正骨术在现代骨科中的特殊疗效优势，对一些骨折术后不愈合或延迟愈合的疗效，有着西医骨科不能比拟的优势。刘教授带领其弟子及相关人员对骨与关节损伤退行性疾病进行治疗和研究，经过50多年的努力，取得一些富有影响的成果，编著学术著作、教材多部，其理论和实践已自成体系。

刘教授中医骨伤学术思想的形成是以中医理论为基础，结合平乐正骨流派所学知识，同时吸收现代解剖学、生理学、病理学和生物力学的相关知识，注重传统疗法与现代科学，主要包括以下几个方面。

一、整体辨证，首重气血

1. 辨证论治，注重整体

中医辨证是中医学的基本准则和灵魂。在临床治疗中，应遵循中医辨证、理方、处药的基本原则，结合现代科学和医学技术手段，使病证相结合，做到以证识病。用西医的方法并不意味着不是传统中医，而是在于诊断治疗疾病及使用药物时是否体现出了中医整体观念。在临床治疗中，只有做到辨病与辨证结合、病证合参，才能用药精准、手法恰当。因此，辨病与辨证的结合体现在以下两个方面：一是以中医基础理论为指导，在中医诊断的基础上进行辨证，即辨病与辨证相结合；二是在西医诊断明确的同时，医者进行中医辨证，将中医辨证思维与辨病方法相结合，这有利于窥探患者病变的性质，提供更强针对性的治疗，使病位、病理和转归等更加明确具体。

刘教授认为人体内外是浑然一体的，损伤在局部，调理在整体，根本在五脏，通过气血作用达到局部，而调理整体必须重视内治法。故在手法之外，多用调理脾胃、通腑泻下、疏肝解郁、温经通脉、和畅气血等治法。特别强调"筋束骨、骨张筋"，认为筋与骨关系密切，伤筋必动骨，动骨易伤筋，在治疗上重视筋骨并重。如在骨折脱位的治疗中，强调在治骨的同时一定要治筋，在骨折复位的同时要理筋。即推拿按摩，顺骨捋筋，以达到舒筋活络之目的。不仅手法上正骨与理筋并用，而且在方药上也筋骨并治。

刘教授理伤的基本原则，是从人体的整体观点出发，以四诊八纲为辨证依据，尤重"望、比、摸"三法和"初、中、后"三期辨证。"望"，强调要望患者全身的动静姿态以及局部引起的病理表现，包括望神色、望形态、望畸形、望肿胀、望瘀斑、望创口、望肢体功能活动、望舌苔等；"比"是将患肢患侧与健肢健侧做对比，这样可以比较出外形及功能的异常，特别是微小的病理变化，包括比形态、比长短、比粗细、比活动功能、比治疗前后效果、比功能恢复过程等；"摸"，除了通常的切诊外，主要是指对伤情的揣摸，将摸得的情况加以思考、分析、归纳，就可得出正确的伤情诊断。摸诊包括摸压痛、摸畸形、摸肤温、摸异常活动、摸弹性固定、摸肿块、摸骨擦感、摸弹响等。

"初、中、后"三期辨证：初期——瘀血内积、肿痛俱甚、骨折筋断、经络阻塞、气血不通，治宜活血化瘀、攻下为先；中期——瘀血初化、肿胀渐消、疼痛有减、但筋骨未连，治宜和血生新、续断是宗；后期——受伤日久、气血亏虚、精津耗损，接合求固、固本培元，重在补养。新伤责之于瘀，旧伤重在通络。

2. 首重气血

在论治时，理伤首重气血。刘教授认为气血病机是伤科病机的总则。从生理而言，气运乎血，气行则血行。而伤后即成血瘀之病变，若血瘀不去，则气亦无所行，即所谓形伤作肿、气伤作痛。"人之所有者，血与气耳"、"血气不和，百病乃变化而生"，故一般损伤之证，虽然多属气滞血瘀相兼为病，但治疗则宜活血化瘀为主，佐以理气。尤其如骨折、脱位、伤筋等外伤，均表现为血离经脉而成瘀，其治更当以血为主。若为内伤，其治多"以气为先"，而予顺气、理气，佐以活血通络。因此，"以血为主"的气血兼顾是常法，"以气为先"是气血兼顾之变法。临床用药，注重调养脾胃，遵循"以胃气为本"之大法；调治伤疾，推崇"治病求本，务滋化源"之理论，强调要重视脏腑经脉辨证及温补脾肾之理论。

跌打损伤的损伤出现在局部筋骨肌肉，引起疼痛、肿胀、全身不适的原因还是伤及气血。损伤后局部气血溢出脉外，壅滞于局部，而致肿胀发热。同时，因筋脉受阻，脉内之气血难达于损伤处，阻碍损伤之修复。在气与血的关系当中，刘教授特别强调气为血之帅，气血的充足和通畅都必须依赖于气的充盈与通畅无阻。所以在处方用药当中，往往采用大量理气之品，配以行血之品。根据气血理论以枳实、陈皮、木香、厚朴等理气，川芎、当归等活血，气行则血行，血行则瘀散，瘀去新生，气血顺畅则骨正筋柔，从而达到接骨续筋的目的，应用于临床疗效显著。

二、动静结合，筋骨并重

"复位归原需固定，上下关节能活动，抬高悬吊血归肝，断骨肢节同复康。""伤骨必伤筋，伤筋可动骨。""骨折脱位不治筋，十治八九难屈伸。""形不动则精不流，精不流则气郁，气郁处头则为肿为风，郁处足则为痿为厥"。刘教授常以这些古训强调动静结合、筋骨并重的重要性。

人的运动是以骨骼为杠杆，关节为枢纽，肌肉为动力。肌肉根据关节的特点而适当分布，使其各个方面的力量接近平衡。当骨骼受到暴力冲击而折断时，骨骼的杠杆破坏，肌肉失去支撑，平衡也随之破坏，这时肌肉的收缩则造成多情况下的骨折移位。因此，对骨折有效的局部固定是恢复肢体杠杆的基础，而合理的功能活动又是促进骨折愈合、提高骨痂质量的条件。基于此理，刘教授按照生物力学的原理，应用自制的柳木小夹板（或成品夹板）、纸压垫、绑带等固定物，结合骨折部位的解剖生理特点，对骨折肢体有效地进行固定。固定之后，引导患者进行功能锻炼，保持非固定关节的适度活动。同时，强调在骨折治疗中，反对强拉硬拽，应以顺肌松筋、巧力接骨为上；不强求骨折解剖对位，以达到工作之需和外观无异（即功能复位）为准。注重筋肉在复位、固定、活动中的作用，即治骨不伤筋、治筋以束骨的"筋骨并重"特点。

骨折移位是被动的，而肌肉收缩活动是主动的。骨伤的正确复位固然重要，但只有正确复位，没有可靠而适当的固定，也难以获得理想的愈合。或因固定不全，使复位正常的骨伤，又会发生变位而畸形，或因固定过度而造成关节强直、肌肉萎缩。可见固定方法是否恰当，与骨伤治愈率关系密切。在骨折愈合以前，骨折断端的活动是绝对的，而固定只是相对的。对骨折愈合不利的活动，通过人的意志可加以控制，使骨折断端的不利活动减少至最低限度，而对骨折愈合有利的活动（如纵向挤压收缩）要尽力发展，保持骨折断端持续接触，紧密嵌插，促使骨折愈合及新生骨痂的塑形改造，提高其抗折能力。基于此理，刘教授主张骨折早期以肌肉静力收缩为主，中期以关节浮动为主，后期以肢体活动为主的"动静结合"原则。刘教授强调"动"与"静"既要对立又要统一地对待。鼓励有利的动，限制不利的动；加强有利的静，避免不利的静。全身、伤肢要动，骨折断端要静。"动"是一种有目的、有选择、有节制的动；是以恢复和增强肢体固有生理功能为中心的动；是以保持骨折对位，促进骨折愈合为前提的动。而"静"即是固定，它是以骨折的修复为目的，因此它应服从于修复的需要，给予修复一个相对静止的环境。理想的固定应该是：①功能位固定；②坚实可靠的固定；③固定时间必须充分；④不影响未固定关节的活动。

三、巧用手法，松活得宜

1. 诊断中的应用

诊断是根本，治疗是方法和检验。正如《医宗金鉴·正骨心法要旨》中所说的"摸者，用手细细摸其所伤之处，或骨断、骨碎、骨歪、骨整、骨软、骨硬、筋强、筋软、筋歪、筋正、筋断、筋走、筋粗、筋翻、筋寒、筋热，以及表里虚实，并所患之新旧也。先摸其或为跌仆，或为错闪，或为打撞，然后依法治之"。这种最古朴的方式把"手摸心会，轻巧柔和"的核心理念形象地展示了出来。"通过视触叩听，利用手摸心会来知晓脊柱结构，了解棘突位置与人体的联系，筋结位置、大小、软硬、形态解剖与临床表现的相关联系，以此了解影响脊柱正常活动的原因"。因此细细去体会人体皮肤下的筋结和骨头病变，并应用柔和的手法来解决疾病，对一个合格的医生来说是必要的。"以痛为腧"，骨伤科手法施术方案的确立主要有两个方面：①辨证辨病；②病变部位、程度、性质等进行辨别，从而使医治做到有根有据，使疾病得到痊愈。运动受限的原因来源于人体某些部位的疼痛和麻木，在一定程度上，往往是由外力损伤、过度的劳累及寒湿侵袭等因素引起的，疼痛是主要的临床表现。中国传统医学和现代医学都阐述了疼痛点思想，认为其是关键点所在，是中医所说的经络气血受阻之点及西医所指的炎症、肌肉、韧带纤维痉挛、肌腱错位等。例如，我们在长期医疗实践中发现椎动脉型颈椎病疼痛点往往在上颈段水平的椎旁软组织处，肩周炎和腰椎间盘突出症等都可以在一定部位发现"筋结"点等。

2. 治疗中的应用

刘教授将手法分为正骨手法和理筋手法两大类。正骨手法用以治骨折、脱位，理筋手法用以治扭伤、挫伤、各种颈肩腰腿痛病证。强调骨关节以正为度，软组织以柔为度，特别注重"松"、"活"、"巧"三个要领及"准确"、"持久"、"柔和"的原则。

所谓"松"，即松弛、放松、松动，"痛者不松，不松则痛"，凡是骨伤筋伤、局部肌肉紧张痉挛而拘急引起作痛，所以手法第一步以"松"为主，如拔伸、牵抖、斜扳即属此类，使局部筋肉由紧张到松弛，疼痛立即缓解，在无痛松弛条件下配合功能锻炼，使病痛迅速康复。由此总结了"松则不痛""去痛致松"的第一要领。

所谓"活"，即活利、活动、灵活，使肢体关节减少僵硬、增加活动度。"活"才是手法的主要实施部分，如斜扳、屈伸、旋转、摇晃、提按等法皆属于此。但在临证时，根据具体情况掌握轻重适度，不能太轻不及，也不能太重过度。刘教授强调一个好的骨伤科医师就应掌握松活得宜、适可而止。

所谓"巧",即轻巧、巧妙之意,是手法治疗成功的关键。在手法治疗过程中,刘教授主张用巧力、寸劲,反对用拙力和暴力。医生不仅要尽可能地采取合适的体位,而且借助自身的重力、腰力、腿力、手力并用,达到省力的目的。同时,刘教授还强调平常必须勤学苦炼、多动手,多能生熟、熟能生巧、巧能生智。点、按、揉、捏、推、拿、弹、抖、搓均为熟能生巧的基本功。

"准确"、"持久"、"柔和"是手法治疗一贯的原则。"准确"指辨证、立法、施术必须准确;"持久"既指具体手法操作要持久,又指整个治疗过程要持久;"柔和"则不但含操作无强暴粗鲁之感而轻重适度之意,又寓辨证施术而补虚泻实之义。

如治疗腰椎间盘突出症的手法,刘教授在传统的治疗上做了很大的改进:将俯卧牵抖放在第一步,充分体现先"松"再"活"后"巧"的指导思想,所以治疗效果显著而持久。

中医手法是治疗筋伤的关键,刘教授强调"骨正筋柔",先松筋再调骨。若在筋挛、筋僵时强行正骨不仅会加重筋的损伤,而且即使骨的位置调整正常,也会由于筋不束骨骨自歪。筋伤手法是一种"心神"指引下的能量传递,而不是简易往复的机械运动。正如《医宗金鉴·正骨心法要旨》中记载的:"机触于外,巧生于内,手随心转,法从手出"。

四、精研药物,取舍有度

刘教授精于辨证,专于手法,又善于用药。理伤注重内外兼顾,整体调治。善于以损伤为主结合体质、兼邪,辨证施以内服药。在选药方面,以中药为主,忌中西药物齐上,也不迷信珍贵昂价稀有之品,只求价廉有效。除了祖传的刘氏舒络灵外,常用徐长卿、葛根、延胡索、三七、炮山甲、川芎、牛膝、续断、乳香、没药、鸡血藤、骨碎补、当归、赤芍、桑枝、柴胡等,尤善用徐长卿、葛根、延胡索、三七。对每味药的药性、用量、配伍掌握得十分恰当，运用起来游刃有余、取舍有度。徐长卿本为祛风除湿良药，由于有散瘀血和较好的镇痛作用，尤其对于腰痛有较好的疗效，故常与牛膝、桂枝、五加皮等同用。葛根自身解肌退热、解痉止痛、生津止渴效果突出，刘教授常以葛根为君药治颈椎病头项强痛。延胡索具有活血行气止痛的功效，既入血分，又入气分，专治一身上下诸痛，为活血行气第一要药。三七为治伤要药，既能止血，又能活血散瘀、消肿止痛，刘教授认为它有化瘀而不伤新血、止血而不留积瘀的独特功效，因此用来治疗体内外多种出血证，如出血兼有瘀滞者尤为适合。另外，刘教授对炮山甲也十分推崇，只是因为药源紧俏受限制而不得不少用或不用。牛膝、桑枝、柴胡不仅发挥本身药性，而且尚能将理气活血之药引达病所而常作为引经药。经过多年的临床验证，刘教授治跌打损伤、颈肩腰腿痛各选9味药组成基本方。治跌打损伤基本方为三七、当归、赤芍、续断、骨碎补、生地、川芎各12g，桃仁、黄芪各9g。治颈肩腰腿痛基本方为葛根、延胡索、桑寄生、鸡血藤、当归各12g，白芍30g，炮山甲、制香附、生甘草各10g。选6味药（伸筋草、透骨草、海桐皮、路路通、寻骨风、苏木各30g）为熏洗外用基本方。临床根据辨证再做加减，即所谓配药精当、取舍有度。

五、尤重经典，古为今用

中医药的发展与创新仍然离不开传承，而传承的第一步必须是熟读中医古籍，奠定基础，这好比万丈高楼，筑基必坚；参天大树，扎根必深。"做临床，必读古籍；做名医，更需要熟悉古籍并能灵活应用"。手法复位是读经典做临床案例直观教学的重要一环。手法的应用，必须在大量临床经验的基础上总结提高，正如书中引《医宗金鉴》言："必素知其体相，识其部位，一旦临证，机触于外，巧生于内，手随心转，法从手出"。在刘教授六十多年的从医生涯中，他反复阅读经典，将所感所得用于临床，又由临床所感求之于经典，结合现代医学发展，加深了对中医经典的理解和运用，经典理论与临床实践"桴鼓相应"，颇感受益匪浅。故此，刘教授尤其重视古籍经典，将历代典籍中有关中医骨伤科疾病的古方古法发掘出来，仍为今用。

在内治法的运用上，法循古人，但不为古人古法所束缚，强调因人而施。对闭合损伤的初期，认为"凡跌打损伤、瘀血内蓄，急宜逐瘀"，主张治伤必先治血，即使面对失血患者也不可忽视活血，而后才能大立；后期则善用温补以和血，认为"瘀血既去，势必气血两伤，要收全功，理应温补"。对瘀积于内，正虚邪实，攻补兼施。对开放损伤，亡血甚者，治先固脱，后拟祛邪。根据伤损、证候及病位之不同，随证变换，化裁运用古方，如血府逐瘀汤加减方、补阳还五汤加减方等均屡见奇效。

第二章　用药特色

第一节　用药原则

刘教授在临床用药中，除以四诊八纲、辨证论治为原则外，医者要依据损伤者的虚实、久暂、轻重、缓急等不同病情，选择攻下、消散、补养等法，或攻补兼施、消补并用。

损伤初期：刘教授认为"凡跌打损伤、瘀血内蓄，急宜攻瘀"，而运用攻瘀法，使瘀血去，肿痛消，旧血除，新血生。即《黄帝内经》所说"留者攻之"及"有所堕坠，恶血留内，腹中满胀，不得前后，先饮利药"。运用攻下法时，刘教授还非常注意患者的体质禀赋，若年老体虚，气虚血弱者，不宜峻攻，还配以补药。若瘀血内停，阻滞气机，刘教授常配以行气药，使气行则胀痛消，气行则瘀血行。对于跌打损伤同时有出血倾向或瘀久化热者，刘教授常配以清热瘀血法，若出血太多，则辅以益气摄血法。

损伤中期：经初期的治疗后，患者病情减轻，刘教授则改用"和"法治疗。对于逐瘀之后肿痛尚未尽去，刘教授常用和营止痛法；对于患者骨位已正，筋已理顺，肿已消退者，刘教授常以活络、接骨、续伤为主的接骨续筋法；对于尚有瘀血凝滞，筋膜粘连者，或兼患风湿，或受伤之处发生挛缩强直，关节屈伸不利等，刘教授运用舒筋活络法，主要以活血药与祛风通络药为主组成，佐以理气药而宣通气血，消除凝滞。

损伤后期：久伤气虚，根据《黄帝内经》中提出的"损者益之"的原则，对于内伤气血外损筋骨及长期卧床，活动较少，治以补气养血法，使气血旺盛濡养筋骨；对于损伤后期脾胃虚弱，运化无力者，必须注意补养脾胃，可以促进气血生化，肌肉筋骨加快恢复；肝主筋、肾主骨，损伤后期常用补益肝肾法使筋骨强劲；《黄帝内经》云："劳者温之""损者益之"，刘教授常使用温性或热性药物驱除寒邪，使血活筋舒，经络通畅。

第二节　用药经验

一、常用药物

徐长卿、葛根、延胡索、三七、炮山甲、川芎、牛膝、续断、乳香、没药、鸡血藤、骨碎补、当归、自然铜、桃仁、红花、赤芍、桑枝、桂枝、柴胡、五加皮等。其中徐长卿、葛根、延胡索、三七、桃仁、红花、乳香、没药、自然铜、骨碎补最为常用。

1.徐长卿

辛、温，归肝、胃经。具有祛风化湿、散瘀止痛、解毒消肿、止痒止咳之功。主治风湿痹痛、腰痛、跌打损伤等。尤其对腰痛有较好的疗效，常与牛膝、桂枝、五加皮等同用。具有调节免疫、镇静、镇痛、改善心肌缺血、抗病毒、抗炎、抗过敏、抗肿瘤等药理作用。临床报道用徐长卿100g微火煮15～20分钟，取其药汁加入适量粟米粉外敷，治疗腰腿痛患者，疗效较佳。

2.葛根

辛、甘、凉，归脾、胃经，本药有良好的解肌发表作用，为解肌之代表药。另外，葛根中富含淀粉及多种功能性成分，如人体必需氨基酸、人体必需的矿物质和微量元素，是营养丰富的保健类成分。临床报道，葛根汤加减（葛根、桂枝、赤芍、白芍、威灵仙、生姜黄、甘草）治疗颈椎病，总有效率为95%；以葛根二藤汤（葛根、鸡血藤、钩藤）加减治疗颈椎病，总有效率为97.5%；以葛根活血汤（葛根、桂枝、羌活、川芎、生姜黄、没药、地龙、甘草）治疗颈椎病，总有效率为98.5%。

3. 延胡索

辛、苦、温，归肝、脾经，具活血、行气，止痛之功。《本草纲目》谓其："能行血中之气滞，气中之血滞，故专治一身上下诸痛，用之中的，妙不可言"。该药治跌打损伤，常与乳香、没药、自然铜配伍。该药具有显著的镇痛、镇静和催眠作用，对冠心病、心律失常、胃溃疡等多种疾病都具有较好的临床效果。治疗急、慢性扭挫伤，与木香、郁金配，研细末冲服，疗效显著。

4. 三七

甘、微苦、温，归肝经，具化瘀止血、活血定痛之功。本药入血分，功善止血，又能化瘀生新，具有止血不留瘀之特长，对人体内外各种出血，无论有无瘀滞，均可应用，对有瘀滞者尤为适宜。无论内服、外用，单味、复方，皆有殊功。本药本名山漆，谓其能合金疮，如漆粘物也，为金疮要药。针对各种外伤出血，可用单味三七外敷。如《外科全生集》中提到的胜金散，即以三七粉外涂患处，治诸疮溃烂，并斧砍伤及臁疮出血；亦可取本品配其他活血定痛、化瘀止血等药同用，如《本草纲目拾遗》中的七宝散，以本药合龙骨、象皮、血竭、乳香、没药、降香各等份为末，温酒调服，治刀伤，能止血收口，亦可外擦伤口处。本药活血化瘀、消肿止痛之功显著，故为治跌打损伤之要药。对跌打损伤，或筋断骨折，瘀血肿痛等症为首选之药。

5. 骨碎补

苦、温，归肝、肾经。具活血续筋，补肾壮骨之功。其能活血散瘀、消肿止痛、续筋接骨，为伤科要药。治跌仆闪挫，筋骨折伤，可用本药浸酒服，亦可以煎服，配入复方疗效更好。如《太平圣惠方》中的骨碎补散，用治金疮、伤筋断骨、疼痛不忍，即以本药配自然铜、龟甲、没药等为散，温酒调服，有消肿止痛，加速骨折愈合之效。还可捣末外敷，如《是斋百一选方》中提出用其配生姜同捣散，以置患处，干则易之，治跌打损伤。

6. 川芎

辛、温，归肝、胆、心包经，具活血行气、祛风止痛之功。其善能通达气血、活血定痛，为外科跌仆损伤、外科疮疡肿痛常用之品。治跌仆损伤，常配乳香、三七、没药等。

7. 自然铜

辛、平，归肝经，具散瘀止痛，续筋接骨之功。尤长于促进骨折的愈合，故为伤科要药。用治跌打损伤、瘀血肿痛，即可内服，亦可外敷。如《张氏医通》中的自然铜散，即以本药配当归、羌活、骨碎补、乳香等为散，白酒调服。治疗跌打骨折，瘀阻疼痛；《医宗金鉴》之八厘散则以本药配苏木、乳香、没药、血竭等为散，用治跌打伤痛。闪腰岔气、心气刺痛、腰痛难忍，用之配土鳖虫等份为末，每服5分，开水送下。另外，生活中对含自然铜的临床常用的骨伤科中成药，有愈骨胶囊、祛瘀接骨丸、伤科接骨片、骨折挫伤胶囊等。

8. 乳香

辛、苦，温，归心、肝、脾经，具活血行气止痛，消肿生肌之功。跌打损伤、风湿痹痛，常用本药辛散温通、活血化瘀、行气散滞。治跌仆损伤、瘀血作痛，常与没药、血竭、红花等研为末内服。

9. 没药

性辛、苦，平，归心、肝、脾经，有特异的香气，具有活血止痛、消肿生肌的功效。本药活血止痛之功与乳香相似，对于瘀血之跌打损伤、心腹疼痛、癥瘕，二药常相须为用。《御院药方》中治筋骨损伤，以之与乳香、米粉、酒调成膏推贴。

10. 红花

辛、温，归心、肝经。具活血通经，祛瘀止痛，化滞消斑之功。本药善能通利血脉、活血祛瘀、消肿止痛，对外科跌仆瘀痛，常持为要药。治跌打损伤，瘀血肿痛，可用红花油或红花酊涂擦；

亦常与桃仁、乳香、没药同用。或与肉桂、川乌、草乌研末外敷，如《疡医大全》中提到的神效散。

11. 桃仁

苦、甘、平，归心、肝、大肠经。具活血祛瘀，润肠通便，消痈排脓，止咳平喘之功。本药祛痰作用较强，故为跌打损伤等常用药，常与当归、红花、大黄等药物同用。如《医学发明》之复元活血汤；从高处坠下，腹中瘀血满痛者，可与蟅虫、蒲黄、大黄等同用，如《备急千金要方》之桃仁汤。

12. 牛膝

苦、甘、酸，平，具有活血通经、补肝肾、强筋骨、利尿通淋、引血（火）下行之功效。本药能散血破瘀以疗伤，故跌打损伤多用。如治金疮作痛，《梅师方》中以生牛膝捣敷；治跌损骨折，内痛外肿，可与骨碎补、自然铜等药物同用，如《仙授理伤续断秘方》中的大红丸；如治理扭挫伤筋，可与续断、红花、当归等药物同用，如《伤科补要》中提到的舒筋活血汤、壮筋养血汤。具有降血压、抗炎、抗肿瘤、调节免疫、抗衰老等药理作用。

刘教授在临床中，还善于收集、运用一些民间单方、验方。刘教授时常告诫学生特别要注意某些药物的用药剂量，否则容易产生毒副作用。收集的单方药物主要有：三分三、螃蟹七、牛角七、麻布芪、重楼、穿山龙、隔山撬、红孩儿、岩壁菜、蜂窝草、一口钟、解毒子、红白二丸、延龄草、八角莲、天山雪莲花、草苁蓉、紫堇、鹅不食草、白花蛇舌草等。

常用的验方有：①三七散（四制香附60g，云南三七、甘草节各30g），治肌肉韧带伤和全身肌肉痛，尤以肋部和腰肌伤痛效果更佳。②甘葱煎（甘草1份、鲜葱2份），治创伤出血及伤口溃烂效果较好。③菖虻散（石菖蒲30g、虻虫5g），可治头部内伤，瘀阻头痛、头胀、耳鸣。

二、内服方药

1. 治跌打损伤基本方

组成：三七、续断、当归、赤芍、骨碎补、生地、川芎各12g，桃仁、黄芪各9g。

方解：三七入血分，活血化瘀、消肿止痛之功效显著，为跌打损伤要药。对跌打损伤、骨折、瘀血肿痛等症的首选之药。且又能止血，使止血不留瘀，为主药。川芎活血行气、祛风止痛，其善能通达气血、活血定痛，为伤科跌打损伤、外科溃疡痛肿常用之品。桃仁祛瘀之力较强，为跌打损伤常用药。赤芍苦降，有活血散瘀、行滞止痛之功。川芎、桃仁、赤芍三味可增强三七祛瘀之功。当归补气活血、跌打损伤，即可增强方中活血祛瘀药之力，又可使活血而不伤阴血。瘀血不去易化热伤津，生地为清热、凉血、养阴生津之要药。骨碎补活血续筋、补肾壮骨，其能活血散瘀、消肿止痛、续筋接骨，为伤科要药。续断补肝肾、强筋骨，还有行血脉、消肿止痛之效，跌仆损伤、骨折、肿痛常用。黄芪虽没直接行滞化瘀作用，但其补气之力强盛，可使气旺血行。综上所述，本方以活血化瘀为主，并配以续筋接骨，益气养血等药物，共奏活血化瘀、续断接骨、调和气血之功。

2. 治颈肩腰腿痛基本方

组成：葛根、延胡索、桑寄生、鸡血藤各12g，白芍30g，炮山甲、制香附、生甘草各10g。

方解：颈肩腰腿痛是由肝肾亏虚，风湿侵袭，气血瘀滞，筋脉拘急，肌肉痉挛而成。方中葛根有良好的解肌发表作用，既可使风寒湿邪由表而出，又可收缩和舒张平滑肌而止痛。延胡索辛散温通、活血行气，为止痛佳品。二药共为主药。当归补血活血，可增强延胡索活血祛瘀作用，还可使瘀去而正不伤。白芍敛阴缓急，合甘草治筋脉拘急，肌肉挛急之疼痛，鸡血藤养血活血而舒经活络，治风湿痹痛，关节痛，肢体麻木效佳。炮山甲性善走窜，能活血化瘀，通经活络，配上述活血药治风湿痹痛，关节不利，肌肉麻木挛急。桑寄生既能祛风湿，又能养血益肝肾，强筋骨。治营血不足、肝肾亏虚之风湿痹痛，腰膝酸软，筋骨无力尤为合适。制香附辛能通行，苦能疏泄，微甘缓急，为疏肝解郁，行气止痛要药。甘草调和诸药，配白芍缓急止痛。全方补肝肾、祛风湿、散瘀血、行气滞，共奏舒筋活络、解痉止痛、补血活血之功。

加减：颈肩痛者，重用葛根20g，加桂枝15g、首乌藤30g、丹参12g；腰腿痛者，加川牛膝、苍术各12g，骨碎补、木通各10g；风湿痹痛者，重用徐长卿、延胡索各20g；偏瘫气虚者，重用黄芪、当归各20g；骨质增生者，加寻骨风、桑枝、川牛膝、续断、川芎各15g。

3. 内服中成药

（1）舒络灵胶囊：刘教授在总结近60年经验的基础上，结合祖传秘方，拟定活血祛瘀、舒筋活络、消肿止痛治则，研制刘氏舒络灵胶囊一方。其主要由徐长卿、葛根、延胡索、炮山甲、川牛膝、鸡血藤、骨碎补等组成。方中徐长卿具有祛风化湿，散瘀止痛，解毒消肿之功，主治风湿痹痛、腰痛、跌打损伤等，尤其对腰痛有较好疗效，为方中主药。葛根有良好的解肌发表作用，为解痉止痛之代表药。现代研究，本药有收缩和扩张平滑肌作用，有扩张血管作用，治疗颈椎病之必用之药。延胡索活血、行气、止痛。外伤后出现的气滞血瘀、疼痛不止，本药辛散温通，又活血行气，为止痛佳品。炮山甲性善走窜，内达脏腑经络，能活血化瘀，消癥积，通经络。治风湿痹痛、关节不利、麻木拘挛等。川牛膝活血通经、引血下行，补肝肾、强筋骨，能散血破瘀以疗伤，跌打损伤多用。鸡血藤养血活血而舒筋活络，可治风湿痹痛、关节痛、肢体麻木，既能活血，又能补血。在方中既可配延胡索等活血药治跌打损伤、瘀血内停，又可使瘀血去而不伤。骨碎补活血续筋、补肾壮骨，能活血散瘀、消肿化瘀、通络、补益融为一体，使瘀去则新生，络痛则痛止，且祛邪不伤正。共奏活血祛瘀、通络止痛之功。刘氏舒灵胶囊每粒合生药0.3g，每日2~3粒，每日3次。

（2）筋骨痛消丸：具有活血行气、温经通络、消肿止痛之功效。治疗骨质增生引起的关节疼痛、肿胀、活动受限等症。每小袋6g，每次1袋，每日2次，温开水送服。30天为一疗程。

（3）三七伤药片：主治跌打损伤。片剂，每片重约0.33g，口服，每次3片，每日3次或遵医嘱。

（4）跌打七里散：散剂，口服，成人每次0.2~0.9g，每日1~3次，温开水或温黄酒送下，小儿酌减。外用以白酒调敷患处，或干撒于伤口。

4. 药酒

组成：徐长卿、鸡血藤、桑寄生、五加皮、制香附、田三七、当归、川芎、牛膝各50g，红花、木香各20g，海马、蛤蚧、海龙、海雀、海蛰各1对，白酒5kg。

制法：将上药切碎或碾成粗末，投入酒内密封浸泡，隔数日震荡1次，浸至1个月，即可过滤取汁服。每30~60ml，并根据患者病情体质、酒量酌情增减。

功效：活血散瘀，温经通络。

主治：跌打损伤，气滞血瘀证。

方解：方中徐长卿具祛风化湿、散瘀止痛、解毒消肿之功。主治风湿痹痛、腰痛、跌打损伤等，尤其对腰痛有较好的疗效。鸡血藤能养血活血而舒筋活络，治风湿痹痛、关节痛，肢体麻木等病症效果好。桑寄生既能祛风湿，又能养血益肝肾、强筋骨，故善治营血亏虚，肝肾不足之风湿痹痛，腰膝酸软，筋骨无力等症。五加皮辛散苦泄，可祛风湿、通经络。治风湿痹痛、筋脉拘挛、屈伸不利者，可单用泡酒或与他药合用泡酒服。制香附疏肝解郁、行气止痛，对风湿阻络、瘀血阻气有较好的治疗效果。田三七具有化瘀止血、活血止痛之功，为治跌打损伤要药。凡跌打损伤、筋损骨折，瘀血肿痛皆为首选之药。当归既可活血消肿止痛，又能补血生肌，为外伤科常用药。川芎活血行气、祛风止痛，善能通达气血，为伤科跌打损伤、外科疮疡痛肿之常用药。牛膝性善下行、活血通经，还能补肝肾，强筋骨，善治跌打损伤，腰膝瘀痛。红花活血祛瘀、通畅血脉、消肿止痛，治跌打损伤、瘀滞肿痛效果较好。血瘀气必滞，气行则血行，木香为行气止痛要药。海马既温肾阳，又活血散结、消肿止痛，治跌打损伤，可与苏木、红花等配伍。跌打损伤，多有精血亏虚、肝肾受损现象，蛤蚧有助肾阳、益精血之功效，可单用或配他药浸酒服。海龙温肾壮阳、散结消肿，主治阳痿遗精、跌打损伤等。海雀性温，味咸，归胃经和肾经，具有祛风除湿、滋阴补肾、止酸止痛、解毒消肿、散结消炎的功效，对于风湿腰腿痛，胃痛泛酸，劳伤疼痛，阳痿以及咽喉肿痛，疮疖肿毒等症有治疗的作用。海蜇，具清热、化瘀、消积润肠通便、补益强壮之功。综上所述，本方由活血祛瘀、祛风除湿、温经通络等药物为主组成，共奏活血散瘀、温经通络之功。

加减：兼肾虚者，加炒杜仲、枸杞、淫羊藿、金毛狗脊、骨碎补各50g；风湿痹痛者，加秦艽、羌活、独活、寻骨风各50g；气虚者加黄芪、人参、丹参各50g。

三、外用药物

1. 熏洗药

组成：伸筋草、透骨草、海桐皮、路路通、寻骨风、苏木各30g。

制法与用法：用纱布包裹上药，加水2500ml，武火煎20分钟，再以文火煎至2000ml倒入盒中。盆上置一木板，趁热将伤肢置于盆面木板上，用浴巾覆盖，使热气熏蒸伤处，以汗出为度。至水转温，再以此药水淋浴或浸泡伤肢。每日1剂，熏洗2～3次。

功效：通经活络，解凝定痛。

主治：骨关节损伤、关节僵硬、肩周炎、网球肘、骨性关节炎、风湿骨痛等。

方解：上述诸症，虽病各不同，但皆有经络不通、血凝气滞、疼痛等。治宜通经络、活气血、止疼痛。方中透骨草活血化瘀、舒筋通络、活血止痛、通经透骨，主治风湿痹痛、筋骨挛缩、寒湿脚气、腰部扭伤、闪挫崴伤、跌打损伤，可外用，煎水熏洗。伸筋草苦、辛，温，具祛风湿、舒筋活络之功，常用于治疗风湿痹痛、四肢关节酸痛、屈伸不利、皮肤不仁，可内服，亦可外用。对于跌打损伤，取其舒筋活之功，可与他药合用。海桐皮祛风湿、通经络，有较好的止痛作用，对治风湿痹痛、四肢拘挛、腰膝酸软疗效较好，尤善治下肢关节痹痛。路路通辛散苦燥，长于祛风湿、通经络，用治风湿痹痛、肢体麻木、四肢拘挛等，还可治跌打损伤、筋骨疼痛等。寻骨风祛风湿、通络止痛，善治风湿痹痛，常用于治疗跌打损伤，骨折伤筋，瘀滞肿痛等。综上所述，本方由祛风湿、通经络、散瘀血、止疼痛等药物为主组成，共奏通络活血、解凝定痛之功。

加减：风湿骨痛者，加生川乌、生草乌各9g，防风、羌活、苍术各20g；肢体麻痛者，加桑枝、桂枝、五加皮各15g。

2. 外敷药

（1）消瘀膏

组成：五灵脂250g，炮山甲、桃仁、红花、乳香、没药、合欢皮各50g。

制法与用法：上药共为细末，用蜂蜜调膏。用时涂药膏于患处，并以纱布覆盖、固定。每日1次。

主治：跌打损伤、骨折筋伤、红肿瘀痛等症。

方解：凡跌打损伤，皆有血离经脉、瘀积不散、经络受阻、气血不畅，可致骨折筋伤、红肿瘀痛等。治宜散瘀血、舒经络、消肿止痛。方中五灵脂苦、咸，温通疏泄，擅活血化瘀止痛，为治血瘀诸痛之要药，尤宜于骨折肿痛。炮山甲性善走窜，内达脏腑经络，能活血化瘀、消癥积、通经脉。桃仁善泄血滞，祛瘀力较强，又称破血药，用于多种瘀血证，治跌打损伤，瘀血肿痛，常配当归、红花、大黄等药物。红花辛散温通，专入血分，能活血祛瘀、通调经脉、消肿止痛，治跌打损伤，瘀血肿痛，常配苏木、乳香、没药等。乳香既能活血化瘀止痛，又能活血消痛、去腐生肌，为外伤科要药，治跌打损伤瘀滞肿痛，常与没药、血竭等药物配伍。没药功用主治与乳香相似，治跌打损伤瘀滞肿痛，外科痈疽肿痛，疮疡溃后久不收口，以及一切瘀滞诸痛，常与乳香相须为用。合欢皮活血祛瘀，消肿止痛，治疗跌打损伤，骨折肿痛，常与红花、桃仁、当归等药物配伍。综上所述，本方以活血、消肿、舒筋、止痛等药物为主组成，共奏活血化瘀，消肿止痛，舒筋散结之功。

（2）接骨膏

组成：五加皮、地龙、续断各30g，乳香、没药、土鳖虫、骨碎补、白及、煅自然铜、田三七、血竭各15g。

制法及用法：共为细末，蜂蜜或白酒调成糊状，外敷患处。

功效：接骨续筋，活血止痛。

主治：治疗各种闭合性骨折。

方解：古人云"跌打损伤，皆瘀血在内而不得散也，血不活则瘀不能去，瘀不去则折不能续"。故骨折后，除手术复位外，还应配以外敷膏药，以接骨续筋。方中五加皮补肝肾、强筋骨，使肝肾足、骨折易合、筋断易续。地龙通经活络，治骨折后出现瘀热内蕴，局部红肿疼痛。续断补肝肾、强筋骨、行血脉、消肿痛。善治跌仆损伤、骨折、肿痛等，又能活血消痛、去腐生肌，为外伤科要药。治跌打损伤、瘀滞肿痛，常与没药、血竭等配伍。没药活血止痛、消肿生肌，功效主治与乳香相似。都具有治疗跌打损伤、瘀滞肿痛，外科痈疽肿痛、疮疡溃后久不收口，以及一切瘀滞诸痛，常与乳香相须为用。土鳖虫，又名䗪虫，活血疗伤、续筋接骨，为伤科常用药。治跌打损伤、筋伤骨折、瘀肿疼痛，配自然铜、骨碎补、乳香等，以祛瘀接骨止痛。亦可单独调敷，如外敷接骨散，或研末黄酒冲服。骨碎补行血脉，续筋骨、疗伤止痛。用于治疗跌仆闪挫或金疮，损伤筋骨、瘀肿疼痛，可单用本品浸酒服，并外敷；治金疮伤筋断骨，配自然铜、没药等。白及收敛止血、消肿生肌。其质粘而涩，为收敛止血要药；跌打损伤，骨折筋断常有出血未止，用其止血、消肿、生肌。煅自然铜散瘀止痛，接骨疗伤，尤善长于促进骨折的愈合，为外科接骨续筋要药，内服外敷均可。田三七活血化瘀、消肿止痛，为伤科要药，有止血不留瘀、化瘀不伤正之特点；另外，本品外用有收敛止血、生肌敛疮作用，用治外伤出血、疮疡不敛。综上所述，本方以活血化瘀、舒筋通络、续筋接骨、消肿止痛等药物为主组成，共奏接骨续筋、活血止痛之功。

3. 外擦药

（1）舒络灵外用膏

组成：徐长卿、葛根、延胡索、炮山甲、川牛膝、鸡血藤、骨碎补、川乌、草乌、薄荷脑、樟脑、白樟油。

制法及用法：上药研末，精制而成。配合手法治疗时，将此药涂擦患处。

功效：舒筋活络，止痛消炎，提神醒脑。

主治：肌肉疲劳、筋骨酸痛、跌打伤痛、伤风头痛、舟车晕浪、蚊虫叮咬。

方解：徐长卿，可止咳、祛风、化湿、行气通络、消肿、止痛、镇静、祛湿、解毒。用于风湿性关节痛、头痛、牙痛，跌打损伤、头晕、皮肤湿疹、虫蛇咬伤、风湿痹痛、胃痛胀满、腰痛。葛根，甘、辛、性凉，轻扬升散，有发汗解表、解肌退热之功，治肌肉疲劳、挛缩疼痛效果较好。延胡索辛散温通，"能行血中之滞，气中血滞，故专治一身上下诸通"。主要用于跌打损伤等情况引起的气滞血瘀诸痛症。炮山甲性善走窜、内达脏腑经络，能活血化瘀、消癥积、通经脉，能疏通气血，常用于治疗跌打损伤，瘀血疼痛，以及风湿痹痛等。川牛膝行善下行，活血通经，治跌打损伤，腰膝瘀痛等。鸡血藤养血活血、舒筋活络。骨碎补行血脉、续筋骨、疗伤止痛。川乌祛风除湿、散寒止痛。草乌祛风除湿、温经止痛。薄荷脑是由薄荷的叶、茎提取的白色晶体，具有消炎、止痛、止痒的作用。薄荷油为无色或淡黄色的澄清液体，有特殊的清凉香气，适宜外感风热、头痛目赤、咽痛、牙疼、皮肤风热者。其可柔软皮肤，可做按摩油直接抹在皮肤上，也可祛除皮肤上出现的黑头、粉刺，还能消除湿疹，更能调节皮肤的油脂分泌，治头痛、牙痛等。樟脑通关节、利滞气、辟秽浊、杀虫止痒、消肿止痛，主治小火烫伤、损打损伤、寒湿脚气等。白樟油具有皮肤刺激药的功效，治疗伤口感染、疮及溃疡、蚊虫叮咬、皮肤瘙痒等。综上所述，本方由活血祛瘀、舒筋活络、消炎止痛、芳香走串等药物为主组成，共奏舒筋活络、止痛消炎、提神醒脑之功。

（2）外擦药酒

组成：血竭、樟脑、生地、白首乌、白花蛇舌草、鹅不食草、桑寄生、五加皮各50g，红花、生乳没各25g。

制法及用法：将上药浸泡于5kg白酒中，密封15天。使用时可用脱脂棉蘸此药酒涂擦伤处。

功效：活血散瘀，消肿定痛。

主治：跌打损伤、青紫肿痛、骨折筋伤、风湿骨痛等症。

方解：方中血竭入血分而散瘀止痛，为外伤要药，常用于跌打损伤及其他瘀滞心腹疼痛；另外，本药能化瘀止血、生肌敛疮，常配乳香、没药、儿茶等研末外用。樟脑辛热行散、行滞气、消肿痛，用治跌打损伤疼痛及牙痛等，将樟脑10g，浸入白酒500ml中，完成溶解后，局部频频涂擦，治疗跌仆扭挫疼痛。生地清热泻火、凉血止血。跌打损伤、瘀血内停、久瘀化热、外伤出血常用。白首乌补肝肾、强筋骨、健脾胃、解百毒，其含有一些天然的收敛和消炎成分，治虚损劳伤、痢疾、疳积、胃痛、腹胀、白带、疮癣；另外，其有镇静止痛作用，治跌打损伤、疼痛不止。白花蛇舌草苦寒，有较强的清热解毒作用。鹅不食草祛风、散寒、胜湿、通鼻窍，可用于感冒、鼻渊、疥癣、跌打等。《生草药性备要》言其"理跌打折骨，止痛消肿"。《常用中草药手册》言其"治风湿性腰腿痛"。桑寄生既能祛风除湿，又能养血益肝肾、强筋骨，故可用治营血亏虚、肝肾不足之风湿痹痛，腰膝酸软，筋骨无力等症。五加皮辛散苦泄，祛风湿、通经络，治风湿痹痛，筋脉拘挛，屈伸不利者，可单用浸酒或与他药合用。红花辛散温通，专入血分，功能活血祛瘀、通调经脉、消肿止痛。治跌打损伤，瘀血肿痛，配苏木、乳香、没药等。乳香既能活血化瘀止痛，又能活血消痈、去腐生肌，为外伤科要药，治跌打损伤瘀滞肿痛，常与没药、血竭等配伍。乳香辛散温通，能活血行气止痛，又能化瘀伸筋散痹，善治瘀血阻滞诸痛症。没药功效主治与乳香相似，治跌打损伤瘀滞伤痛，外科痈疽肿痛，疮疡溃破后久不收口以及一切瘀滞诸痛，常与乳香相须为用。综上所述，本方由活血化瘀、行气止痛、祛风胜湿、利水消肿等药物为主组成，共奏活血散瘀、消肿定痛之功。

第三章　正骨手法

第一节　原则及特点

刘教授在多年的临床实践、教学和科研工作中总结出正骨手法的一些规律，并归纳为刘氏正骨手法的总则和细则。

正骨总则：以暴还暴、以力抗力、以动制动、以角矫角、逆次复原。按骨折的一般规律"从哪里来，再从哪回去"，根据骨折移位方向的反方向去矫正骨折移位的畸形。在复位时，即应逆着骨折变位次序，先解决重叠、成角、旋转移位，再矫正其他残余移位。以暴还暴是指必须要在和暴力致伤一瞬间差不多的时间内将骨折一次复位成功；以力抗力是以体外手法的杠杆作用力去对应肢体内部骨折断端移位的杠杆作用力；以动制动是骨折肢体的练功活动制约断端的移动趋向；以角矫角是指骨折的对线、对位。

正骨细则：定干理枝、欲合先离、欲正先歪、择优取之、以恒抗强，接骨者应如扶植树木以顺其性意。在正骨过程中，要认识到本者骨之母也、干也、近也；末者骨之子也、端也、远也。手法复位多以子寻母（亦有母寻子或子母相求），以端对干、以小连大、以远接近。按其位置，对准方向，为拔伸捺正，为端提屈伸，为反折回旋，为推拿按摩，尽度复正。

一、原则

施法要掌握巧、准、稳、柔，一气呵成。手法之运用，稳准敏捷，用力均匀，刚柔相济，动作连贯。强调气意相合，气于手法之中，力动于筋骨之间，行之经络气血之内，由表达里，击病所而不伤其他。

1. 手法要巧妙，以巧代力

主张用巧劲、寸劲，反对用拙力和暴力。在手法治疗过程中，医生不仅要尽可能地采取合适的体位，而且借助自身的重力、腰力、腿力、手力并用，达到省力的目的，从而使医者能够做到耐力持久，认意顺气。刘教授还强调平常必须勤学苦练、多动手，即"眼经不如手经，手经不如常摆弄"，多能生熟、熟能生巧、巧能生智。

2. 部位要准确，法到病解

摸诊准、取穴准、取点准，还必须做到用力方向准，施法过程中要不断观察和询问患者的反应和感受，改变调整用力的方向，方可"准"而"得气"，以提高疗效。这就要求医者必须有牢固的局部解剖知识为前提条件。

3. 气力在稳妥，大小适度

刘教授十分强调施法时要眼到、心到、手到，不能三心二意或与旁人说话，切不可粗暴、生扳硬拉，力量应循序渐进、由小到大、由轻渐重，感觉由浅入深、由表透里，使患者并不感到皮肉疼痛之苦，即所谓"法之所施，使患者不知其苦，方为手法也"。

4. 刚柔要相济，以柔克刚

力有刚柔迫直之分，刚是强力、柔是缓力、迫是压力、直是拉力。如拔伸常用刚力，旋转常用柔力，推挤常用迫力，对抗牵引是直力。施行手法时强调操作时用力要缓稳，严禁浮躁粗暴，做到刚柔相济、以柔克刚。

二、特点

1. 继承不泥古，发扬不离宗

刘教授早年毕业于河南平乐正骨学院，在保留平乐郭氏正骨基本原则和主要手法的同时，运用现代解剖生理学和病理生理学知识进行了规范整理，在保持疗效的基础上，简化手法，便于学习掌握和推广应用。

2. 辨证、辨病施法

刘教授在中医骨伤科手法治疗时注重辨证、辨病而施用。不同的疾病，因解剖生理特点和气血运行规律基本相同而相对恒定，如各种原因引起的关节疼痛症候群，因而治疗基本手法可完全相同，即所谓异病同治。但疾病的不同病理阶段具有不同的病理生理特点，因而手法的轻重急缓和侧重点须根据其不同的病理生理特点做适当调整，即所谓同病异治。一般来说，轻手法为补法，重手法为泻法；皮肉肥坚者宜施以重手法，瘦嫩者则宜用轻手法。禀赋不足、营养不良、脏腑功能低下者，多为虚候，宜以补法。以部位来说，头颈部宜施行轻手法，四肢、臀部等宜施行重手法。医者以轻手法开头，重手法治疗，又以轻手法收尾。

3. 常法与变法

即要掌握常法，又要临证变法，因人、因时、因地而异。人的差异很大，既有禀赋、营养、性别、年龄、脏腑功能等差别，又有皮肉肥瘦、坚嫩以及新伤、陈伤之分。每一伤病又须早、中、后三期分治。我国幅员辽阔，西北地处高寒，患者身体较为坚实，适合较重和温热性手法；东南地区气温温和，患者体质较弱，宜施用轻揉的清凉手法。

4. 手法与练功

"一分功夫，一分疗效"，这是老一辈中医骨伤科专家总结出来的宝贵经验，也充分说明他们非常重视手法的基本功训练。刘教授练功时强调"内劲"，要求以意领气、以气生劲、以劲达四肢。临证时望、比、摸三参，施法时气、力、劲三合。

第二节　正骨概述

一、作用机制

各种骨折、脱位（包括无移位的裂缝骨折或关节半脱位、不易查出的细微移位——骨错缝），均可通过适当手法使之恢复到正常的解剖位置或功能位。使因筋骨的异位而引发产生对周围神经、血管刺激或压迫引起的疼痛、酸胀、麻木或异常感觉很快减退，血液供应受阻的各种症状也立即得到改善。

二、基本手法

1.触摸法

释义：即以手扪之，自悉其情。触摸法是传统中医正骨摸法与现代检查手段相结合的方法，可使医者在头脑中对患者患处产生立体形象。通过触摸，判断骨折错位程度、移位方向等，并结合X线片，分析受伤机制，然后根据"从哪来的，再从哪回去"的原则，确定整复方案。

适用：骨伤诊疗基本手法，适用于所有骨折、脱位、筋伤。

操作：医者以拇指或拇、食、中三指置于伤处，稍加按压之力，细细触摸。在触摸时先轻后重、由浅及深、从远到近、两头相对，确实了解骨折在体内的实际情况，结合阅片所看到的平面像，在医者的头脑中形成骨折的立体形象，这样才能达到"知其体相，识其部位，一旦临证，机触于外，巧生于内，手随心转，法从手出"的目的（图3-1）。

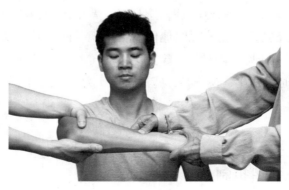

图 3-1　触摸法

2.牵拉法

释义：骨折重迭、筋肉挛缩、气血壅滞，故整复之前，先行人力或器械牵拉，使筋肉松弛，断端分离，则易于复位，即所谓的原则。

适用：骨伤诊疗基本手法，适用于所有骨折、脱位、筋伤。凡骨之跌伤错落，或断而两分，或折而陷下，或碎而散乱，或岐而傍突，相其形势，徐徐接之，使断者复续，陷者复起，碎者复完，突者复平。

操作：牵拉法操作时，患者肢体保持在骨折后的原始状态，医者沿着肢体纵轴，在远近骨折端做对抗牵拉。然后再改变牵拉方向，恢复肢体的轴线，并持续牵拉，直至恢复肢体长度后减小牵拉力量，维持在一定的程度，再进行后继的其他整复手法（图3-2）。

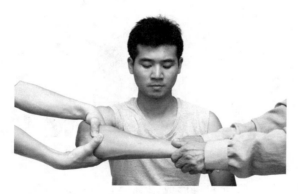

图3-2　牵拉法

操作中，医者在手法上牵拉力的大小应根据患者肌肉的强度来进行调整，轻重适宜，持续稳妥，恢复肢体长度为度，不能使骨折断端产生分离移位。儿童、青少年、老年人及妇女，牵拉力不宜太大；青壮年肌肉发达，肌力大者可适当加大牵拉力。对肱骨干骨折，如果牵拉力过大，容易使骨折断端产生分离移位，影响骨折愈合；下肢股骨干骨折可结合骨牵引来进行复位。

3. 旋转法

释义：即逆向旋转或迂回反转之意，按骨折的一般规律"从哪里来，再从哪回去"，根据骨折移位方向的反方向去矫正骨折移位的畸形。

适用：患者的骨折断端有螺旋形骨折旋转移位或斜形骨折背向移位。

操作：针对有旋转移位者，可由医者握住患者骨折远端，在牵拉下沿着骨折肢体纵轴向旋转移位相反方向旋转，以恢复骨折远近端的正常生理轴线。操作时，医者必须沿着肢体的纵轴线反向旋转，不能使骨折远端产生摆动，以免产生成角移位（图3-3）。

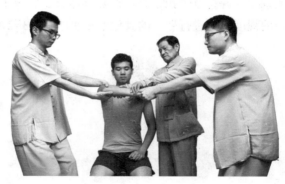

图3-3　旋转法

针对有背向移位的斜形或螺旋形骨折，适当减小牵拉力量，医者分别握住患者骨折远、近端，按骨折原始移位的相反方向，沿着骨折移位的途径逆向回旋，使断端相对。操作时，必须使骨折两断端相互紧贴，以免损伤周围软组织，若感到回旋时有较大阻力，则应调整回旋方向。

4. 扩折法

释义："欲正先歪、离而复合"，整复时扩大断端成角，进而反折顶碰，使其达到满意的对位。

适用：横断或锯齿型骨折，单靠牵拉力量不能完全矫正重叠移位时。

操作：在助手持续拔伸牵引下，医者双手拇指抵于患者突出的骨折一端，其余四指环抱于下陷的骨折另一端，在维持牵拉下，向下挤压突出的骨端，加大骨折断端成角，使骨折远近端的同侧皮质骨相顶，并以之为支撑点，骤然反折，这样较容易矫正重叠移位。此手法主要适用于单纯靠牵拉法不能矫正的短缩移位，多用于前臂和大腿（图3-4）。

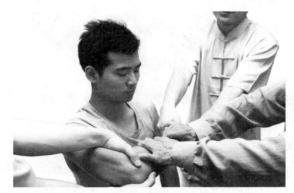

图3-4　扩折法

5. 摇顶法

释义：即摇晃、顶碰之意，使骨折断端残余移位咬合、嵌插更加紧密，以增加断端稳定性，骨缝即合，仍须不偏不倚，患者治愈后无长短不齐之患。

适用：患者有横断或锯齿型骨折，整复后仍有残余移位者。

操作：摇晃法操作时，医者用两手固定患者骨折部位，由助手在维持牵拉下轻轻地前后或左右方向摆动骨折远端，待骨折断端的骨擦音变小或消失，提示骨折断端已经紧密结合（图3-5）。

顶碰法常用于发生在干骺端的横断型骨折，一般在摇晃法之后进行，可在骨折夹板固定后，一手固定骨折部位的夹板，另一手轻轻叩击骨折远端或由助手握住骨折远端向骨折近端顶碰，使骨折断端紧密嵌插，复位更加稳定。

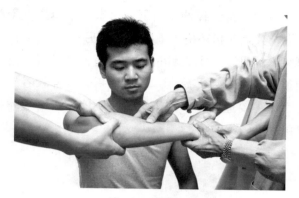

图 3-5　摇顶法

摇顶法不能用于长斜形、螺旋形和粉碎性骨折，以免造成骨折再次移位。

6. 提按法

释义：提者，谓陷下之骨，提出如旧也；按者，谓以手往下抑之也。用力方向上提下按，陷者复起，突者复平。

适用：患者的骨折断端之上下、内外侧方移位。

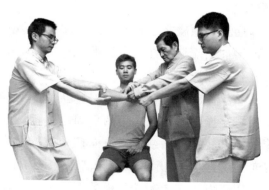

图 3-6　提按法

操作：在助手持续拔伸牵引下，上下侧方移位用提按手法，操作时，医者双手拇指向下按压突出的骨端，其余四指向上提拉下陷的骨端；内外侧移位可用端挤手法，操作时，医者一手固定骨折近端，另一手握住骨折远端，四指和拇指、或用两手掌对向端挤，纠正侧方移位（图3-6）。

7. 扣挤法

释义：扣挤法即对扣捏和夹挤分骨，主要针对尺桡骨、胫腓骨、掌骨和跖骨等并行排列的骨折之分离移位和靠拢移位（图3-7）。

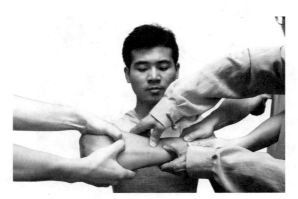

图3-7 扣挤法

适用：主要针对出现尺桡骨双骨折、胫腓骨双骨折、掌骨和跖骨等并行排列骨折的患者，断端互相靠拢的侧方移位、分离移位。

操作：在助手持续拔伸牵引下，医者双手拇指和其余四指相对形成钳型，分别置于患者骨折部位的掌侧骨间隙，拇指和四指相互捏紧，使骨间膜紧张，将靠拢的骨折端分开，且远近骨折端的并列双骨形成一个整体，并列双骨像单骨骨折一样一起复位。

双骨并行排列的分离移位可用扣捏法。双手拇指和其余四指相对分别置于分离的双骨两侧，向中央用力扣捏，使分离的两骨恢复原位。

8. 按摩法

释义：按者，谓以手往下抑之也。摩者，谓徐徐揉摩之也。或因跌仆闪失，以致骨缝开错，气血郁滞，为肿为痛，宜用按摩法，按其经络，以通郁闭之气；摩其壅聚，以散瘀结之肿，其患可愈。在骨折整复后，徐徐循筋按摩骨折部位周围的软组织，使筋肉、脉络舒展条达，气血顺畅，这样还可使因为骨折移位造成的筋经位置的错动恢复原位，有利于后期的功能锻炼和功能恢复（图3-8）。

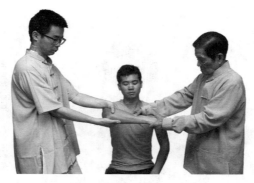

图3-8　按摩法

适用：骨折整复结束手法，适用于骨折、脱位、筋伤整复后调整筋经。

操作：以拇指或拇、食、中三指置于骨折部位周围的软组织处，徐徐循筋由远到近轻轻按摩，使筋肉、脉络舒展条达，气血顺畅。

第三节　临床应用

一、锁骨骨折

锁骨，古名锁子骨，"横卧于两肩前缺盆之外，其两端外接肩解"，呈"S"形，是连接肩胛带与躯干的唯一骨性联系。锁骨骨折亦称缺盆骨损伤或锁子骨伤，"或击打损伤，或驱马误坠于地，或从高坠下，或撞扑砍磕，骨断骨叉乘者"。整个锁骨均可在皮下触及，其内侧端与胸骨柄构成胸锁关节，外侧端与肩峰构成肩锁关节，是肩胛带同上肢与躯干间的骨性联系。锁骨有保护臂丛神经和锁骨下大血管的作用。锁骨骨折好发于中1/3处，幼儿多见。

锁骨骨折可因间接暴力或直接暴力造成。间接暴力多因跌倒时手或肘部着地，暴力自前臂或肘部沿肱骨干向上传导而发生锁骨骨折。跌倒时肩部着地亦可引起锁骨骨折。直接暴力多因外力直接作用于锁骨，产生横断或粉碎性骨折。

【诊断分型】

1. 临床诊断

青少年或成人锁骨骨折，局部肌肉痉挛肿胀，畸形明显，但对于幼儿患者，由于缺乏自述能力，锁骨处的皮下脂肪丰富，畸形不明显，容易漏诊，应仔细询问家长，患儿是否有跌伤的病史。同时，患儿常常将头部向患侧偏斜，下颌转向健侧，活动患肢或压迫锁骨时均有疼痛或啼哭的表现，如在穿脱衣服时伤肢拒绝活动，若用双手从腋下托抱患儿时，则患儿啼哭，必要时做X线检查。

2. 临床分型

锁骨骨折可分为：内侧1/3骨折、中1/3骨折和外侧1/3骨折。幼儿患者多为横断或青枝骨折；青少年及成人骨折，多为横断，少数为斜面或粉碎性。

【整复手法】

患者取坐位，嘱患者双手插腰，双臂外旋后伸挺胸。助手立于患者的背侧，足踏于凳上，膝盖顶于患者两肩胛骨之间，双手把住两肩的前外侧，向背侧徐徐扳拉，并嘱患者挺胸，纠正骨折端重叠移位；医者在患者前方，一手四指扣住骨折内侧段上方向前下拉拽，另一手拇指顶住骨折外侧段下方向后上方推顶，纠正侧方移位（图3-9）。

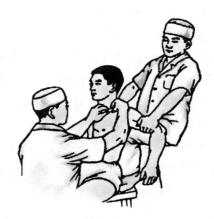

图3-9　锁骨骨折手法复位

【骨折固定】

1.“∞”字绷带固定法

腋下放置棉垫，用绷带按“患侧腋下-患侧肩上-后背-健侧腋下-健侧肩上-后背-患侧腋下”的方向，包绕8～12层，再以三角巾悬吊患肢于胸前。

2.双圈固定法

大小适宜的纱布棉圈分别套于两肩，胸前用布条平锁骨系于双圈上，再于背后拉紧双圈使两肩后伸，两布条分别在两圈上下系紧，最后在患侧腋窝圈外加用棉垫，加大肩外展，利用肩下垂之力，维持骨折对位。

固定松紧适宜，避免压迫神经血管引起的症状。嘱患者抬头挺胸，避免上肢外展上举或肩内收。

【临证心得】

1.幼儿锁骨骨折，如无移位或为青枝骨折可不用复位，直接用三角巾悬吊患侧上肢。有移位骨折虽能整复，但维持复位较困难，会残留一定的畸形，由于婴幼儿锁骨塑形能力强，一定的畸形在发育过程中可以自行矫正，故不必强求解剖复位。

2.外侧1/3锁骨骨折，如合并有喙锁韧带断裂者，需行手术修复，可考虑同步进行切开复位内固定。

3.锁骨桥架于肩峰和胸骨之间，有支撑和维持肩宽的作用，固定期间需要患者保持挺胸和肩外展状态。睡眠时可去枕平卧，两肩胛骨之间纵向垫枕，保持肩部后仰，有利于骨折稳定；下床活动时，患者须保持双手叉腰，挺胸展肩的姿态。

4.固定时，两腋下棉垫应足够厚，以保护腋下神经和血管。固定期间，如患者两手及前臂有麻木感，桡动脉摸不到，表示布带过紧，压迫了血管和神经，应适当放松至解除症状为止。

二、肱骨外科颈骨折

肱骨外科颈位于肱骨解剖颈下2～3cm，相当于大小结节移行于肱骨干的交界处，为松质骨与密质骨交界处，最易发生骨折。肱骨外科颈骨折以老年人多见，亦可见于儿童与成人。

肱骨外科颈骨折多因跌倒时手掌或肘部着地，传达暴力引起。裂纹骨折是由于直接暴力造成的，其他型骨折多是由间接暴力造成的。

【诊断分型】

1.临床诊断

伤后局部肿胀，功能障碍，疼痛，大结节下方有压痛和上臂纵轴叩击痛，肩部外观无改变，应注意与肩关节脱位鉴别。非嵌插型骨折则有骨擦音和异常活动。X线片正位、穿胸位或腋位可确定骨折类型及移位情况。结合受伤史、临床表现及X线检查即可做出明确诊断。

2.临床分型

肱骨外科颈骨折可分为裂纹骨折、嵌插型骨折、外展型骨折、内收型骨折、骨折合并脱位。

【整复手法】

对于无移位的裂纹骨折或嵌插型骨折，不需要复位，仅用三角巾悬挂伤肢2周后即可开始活动。对有移位的骨折则采用手法整复加超关节夹板外固定。

患者取坐位，一助手用布带绕过腋下向上提拉肩部（腋下垫厚棉垫保护）。患者肘关节屈曲90°，前臂在中立位，另一助手以双手握住患肘，并沿肱骨干纵轴向下牵引，注意外展型骨折应外展位牵引，内收型骨折先内收位牵引，以纠正短缩移位，然后医者根据不同类型再采用不同手法整复（图3–10）。

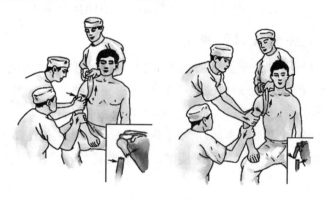

图 3–10 肱骨外科颈骨折手法复位

1. 外展型

医者双手握骨折部，两拇指按于骨折近端的外侧，其他各指抱住骨折远端的内侧向外端提（即向外牵拉），同时，助手在牵拉下内收其上臂即可复位。

2. 内收型

医者两拇指按住骨折部，将骨折部向内推，其他四指拉骨折远端外展，助手在牵引下外展肘部，一般骨折即可复位。

3. 合并肩关节脱位者

先整复肩关节脱位，然后再整复肱骨外科颈骨折。伤肢外展

30° 牵引，医者先用拇指向内、上推顶肱骨头，纠正脱位后，再按上述骨折的整复手法进行肱骨外科颈骨折的整复。

【骨折固定】

1. 内收型骨折

蘑菇头状大头垫应放在肱骨内上髁的上部。

2. 外展型骨折

蘑菇头状大头垫应顶住腋窝部，三块长木板分别放在上臂的前、后、外侧三面；若向前成角，外展型可在前侧板成角处加一平垫，内收型则在外侧板骨折处放一平垫，先用三条布带将夹板扎紧，然后长布条穿过小孔，每空一孔做一结，成环状结扎，长布条绕过对侧腋下打结。固定后，医者一手捏住夹板上端，一手掌沿肱骨干纵轴叩击肘部数次，这样使骨折断端紧密嵌插，使骨折稳定。固定时间4~6周。

【临证心得】

1. 应在治疗前检查手部的感觉和运动情况以及桡动脉搏动情况，以排除神经血管的损伤。

2. 注意是否有肩关节脱位，合并肩关节脱位者，要注意整复顺序，先整复脱位，再整复骨折移位。

3. 对于儿童外科颈骨折常不易查出，凡有上述外伤史且伤肢不能自动抬举，外科颈部位有明显压痛者，都应考虑外科颈骨折的存在。

4. 肱骨外科颈骨折后期容易出现肩关节粘连，造成创伤性肩周炎，需要及时进行肩关节功能锻炼。

三、肱骨髁上骨折

肘关节是由肱骨下端桡骨头和尺骨鹰嘴组成的。肱骨下端扁而宽，前有冠状窝，后有鹰嘴窝，两窝之间仅有一极薄的骨片相隔；髁上部处于松质骨和密质骨交界处，故髁上部位易发生骨折。

肱骨髁上骨折多见于10岁以下儿童，多由爬高墙、爬树损伤或跌倒所致。根据暴力形式和受伤机制的不同，其中以伸直型最多见，屈曲型最少见，粉碎性多发生于成年人，又称为髁间骨折。

【诊断分型】

1.临床诊断

有跌倒的外伤史，多为儿童，骨折无移位者，肘部可有肿胀、疼痛，肱骨髁上有压痛、纵轴叩击痛，功能活动障碍。移位大者则肿胀严重，伸直型骨折肘关节呈半屈曲位，肘部向后突出，骨折近端因向前移位使肘窝上方的软组织向前突出，并可看出或摸到骨折近段骨尖。但应注意桡动脉的搏动、腕及手指的感觉、活动、温度、颜色，以确定是否合并神经或血管损伤。若肘部严重肿胀，桡动脉搏动消失，剧痛，手部皮肤苍白、发凉、麻木，被动伸指有剧烈疼痛者为肱动脉损伤或受压，处理不当则可造成缺血性肌挛缩。

2.临床分型

肱骨髁上骨折可分为伸直型、屈曲型和粉碎性三类。

（1）伸直型：儿童跌倒后，肘关节在半屈曲或过伸位掌心接触地，由地面的反作用力，经前臂传达至肱骨下端，造成肱骨髁上骨折，将骨折远端推向后方，骨折近端受到由上而下的重力作用，致使其移位向前方形成伸直型。骨折线由前下至后上，移位的骨折近端可损伤正中神经和肱动脉。

另外，患儿在跌倒时，肱骨下端除接受前后暴力外，还伴有来自尺侧或桡侧的侧方暴力，因此，骨折远端侧方移位也不同，又可分为尺偏型和桡偏型。

①尺偏型：当暴力来自于肱骨髁的前外侧，肱骨髁被推向后内方而发生骨折时，内侧骨皮质首先受到挤压产生塌陷。骨折移位后，前外侧骨膜因近段向前外方移位而断裂，内后侧骨膜仍保持完整，但骨折近端内侧骨膜被掀起与骨皮质分离，因此，复位后的骨折远端容易向尺侧移位，即便达到解剖对位，也会因内侧骨

皮质的压挤缺损而向内侧偏斜，所以此型骨折肘内翻的发生率最高。

②桡偏型：该型与尺偏型相反。当暴力来自肱骨髁前内方，肱骨髁被推向后外方发生骨折时，骨折断端桡侧骨皮质因受压挤而塌陷，外侧骨膜保持连续。而尺侧骨膜断裂，骨折远端向桡侧移位，此型骨折即使不能完全复位，也不会产生严重的肘外翻，但一味追求解剖对位而矫正过度时，亦可形成肘内翻畸形。

（2）屈曲型：肘关节在屈曲位时跌倒，肘后侧着地，暴力由后下方向前上方撞击尺骨鹰嘴，使肱骨髁上脆弱部折断，骨折远端向前移位，骨折线为后下方斜向前上方，很易发生神经血管损伤。屈曲型骨折根据骨折远端向内侧或外侧移位，也可分为尺偏型和桡偏型，其中尺偏型骨折肘内翻的发生率高。

（3）粉碎性：多见于成年人，又称为肱骨髁间骨折，此型骨折两髁分离，骨折线呈"T"型或"Y"型。此型属于关节内骨折，手法复位难以恢复关节面的光滑平整，易引起创伤性关节炎。

【整复手法】

无移位的骨折可置患肢于屈肘90°位，用颈腕带悬吊2～3周，有移位的骨折应按以下方法手法复位。

1. 伸直型骨折

患儿取仰卧位，在适当麻醉下，一助手握患儿上臂，另一助手握住患儿前臂，两助手对抗持续牵引，纠正重叠移位。若患肢骨折远端有旋前畸形，在助手牵引下，先使前臂旋后，然后左手握住骨折近端，右手握住远端，两手相对挤压，直至使旋转和侧方移位矫正后，医者蹲下，以两手拇指从肘后推尺骨鹰嘴向前，两手四指重叠环抱骨折近端向后拉的同时，令远端助手在牵引下慢慢屈曲肘关节，常可感到骨折复位骨擦音，但应注意勿将骨折远端过度推向前方，以免骨膜剥脱广泛，影响骨折稳定性。尺偏型骨折复位后，医者一手固定骨折部，另一手握住前臂略伸直关节，并将前臂向桡侧伸展，使骨折断端桡侧骨皮质嵌插或稍有桡偏，以防止肘内翻发生（图3-11）。

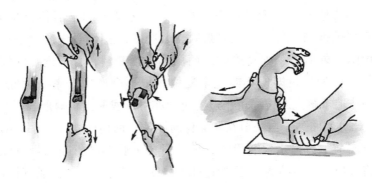

图3-11　伸直型肱骨髁上骨折手法复位

2. 屈曲型骨折

手法与上述相反，应在牵引下将骨折远端向背侧压下，并慢慢伸直肘关节。

【骨折固定】

伸直型骨折复位后，医者固定肘关节于屈曲90°～110°位3周。夹板长度应上达三角肌中部水平，内外侧夹板超过肘关节，前侧板下至肘横纹，后侧板远端呈向前弧形弯曲，并嵌有铝钉，使用柳木夹板时，最下一条布带能斜跨肘关节缚扎而不致滑脱。为防止骨折远端后移，可在鹰嘴后方加一梯形垫，为防止内翻，可在骨折近端外侧及远端内侧分别加塔形垫。夹缚后用颈腕吊带悬吊。

屈曲型骨折应固定肘关节于屈曲40°～60°位3周，以后逐渐屈曲至90°位1～2周。如外固定后患肢出现血循环障碍，应立即松解全部外固定，置肘关节于屈曲45°位进行观察。

【临证心得】

1. 肱动脉损伤为肱骨髁上骨折中较常见的并发症，肱动脉被骨折断端刺破，临床上比较少见，多因损伤刺激产生痉挛和受机械性压迫所致。

2.肱骨髁上骨折常易损伤桡神经和正中神经。

3.缺血性肌挛缩是肱骨髁上骨折最严重的并发症，一旦发生，不但治疗困难，预后不良，且会造成终身残废。因此，肱骨髁上骨折并发血循环障碍者，必须紧急处理。所以骨折固定后要密切观察患侧上肢的循环、感觉和运动功能，早期出现被动牵拉痛要警惕筋膜间隔区综合征的可能。

4.肘内翻畸形是肱骨髁上骨折尺偏型常易出现的并发症，故在复位时，针对尺偏移位一定要完全矫正，甚至可以轻度桡偏。若畸形严重者可于患儿14岁以后行肱骨髁上楔形截骨术矫正。

5.粉碎骨折于伤后先行尺骨鹰嘴牵引，再择期手术切开复位，恢复关节面的光滑，并行内固定。

6.其他类型骨折应在解除固定后积极主动地锻炼肘关节伸屈活动，严禁暴力被动活动，以免造成骨化性肌炎。

四、尺桡骨干双骨折

尺桡骨，古名臂骨，"自肘至腕有正辅二根，其在下而形体长大连肘尖者，为臂骨，其在上而形体短细者，为辅骨，俗名缠骨，叠并相倚，俱下接于腕骨焉。凡臂骨受伤者，多因迎击而断也，或断臂辅二骨，或惟断一骨"，致伤因素中直接暴力多见，骨折多在同一平面，呈横断或粉碎性骨折，如柔道或拳击运动中前臂遭暴力击打引起骨折；若为间接暴力损伤，如跑步或踢球时跌倒，手掌撑地，前臂旋转，暴力向上传导，由于桡骨负重多于尺骨，暴力首先导致桡骨骨折，然后暴力经骨间膜向下方传导至尺骨，引起不同平面的尺骨骨折，一般为斜行或螺旋形骨折。

【诊断分型】

1.临床诊断

（1）病史：直接暴力、间接暴力外伤史。

（2）症状：伤后局部明显肿胀、疼痛，伤处因骨折成角畸形，可扪及伤处骨擦感，前臂旋转功能障碍，骨折端有时刺破皮肤，外露的骨折端有时自行回纳。

（3）X线检查：拍摄前臂X线正、侧位片可明确骨折类型和骨折移位方向。

2.临床分型

尺桡骨干双骨折可发生多种移位，如重叠、成角、旋转及侧方移位等。若治疗不当可发生尺、桡骨交叉愈合，影响前臂旋转功能。严重损伤易发生骨筋膜间室综合征，应仔细检查肢体远端循环和神经功能情况。

【整复手法】

1.择优取之

尺桡骨干双骨折均为不稳定时，如骨折在上1/3，则先整复尺骨；如骨折在下1/3，则先整复桡骨；骨折在中段时，应根据两骨干骨折的相对稳定性来决定。

2.拔伸牵引

两助手对抗牵引矫正骨折重叠和成角畸形，根据骨折远端对近端的原则，按骨折近端旋转方向调整远端，矫正旋转畸形（图3-12）。

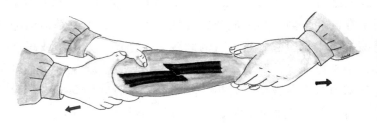

图3-12　拔伸牵引

3.夹挤分骨

助手牵引下，医者手指于前臂的掌、背侧沿前臂纵轴方向夹挤尺桡骨间隙，使彼此靠拢的桡、尺骨断端复位，并恢复骨间膜的紧张度，通过骨间膜牵拉使两骨恢复正常对峙位置，分骨时注意保护皮肤，避免指甲划伤皮肤（图3-13）。

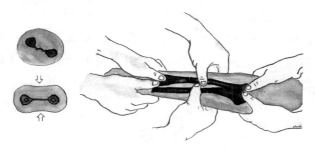

图 3-13 夹挤分骨

4. 折顶推按

如重叠移位难以矫正，可加用折顶手法，分骨后，医者先将两骨远近端矫正为单一方向的掌背侧重叠移位，然后两手环抱骨折处，两拇指置于背侧推按突出的骨折断端，其余手指托提向掌侧下陷的骨折另一端，牵引下按原来成角方向缓慢加大成角，医者将拇指由背侧向掌侧推按断端，待成角至一定程度，拇指推按的骨折端下陷与另一端相顶后，骤然反折，从而矫正重叠移位。折顶时角度不宜过大，手法不宜粗暴，以免加重软组织损伤。

5. 回旋捺正

斜行或螺旋形骨折多采用回旋法。助手持续牵引，医者采用骨折旋转移位方向的逆向进行回旋矫正移位，使两个骨折面对合。如回旋过程中感觉有软组织阻挡，则需反向转动调整后再回旋（图3-14）。

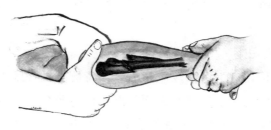

图 3-14 回旋捺正

6. 端挤提按

经上述整复后仍有残余移位者，医者通过端挤提按的手法进行微调，使残余的移位得到恢复，如骨折断端向掌背侧移位时，应将下陷的骨折端向上提，同时，医者将上凸的骨折端向下推，使"陷者复起，凸者复平"（图3-15）。

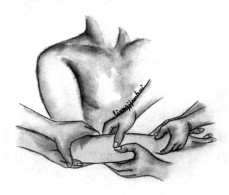

图 3-15　端挤提按

7. 摇摆触碰

对于短横行等骨折，整复后仍有轻微移位者，医者环抱骨折部，两拇指推按突出折断端，其余手指托下陷的另一端，牵引下小幅度旋转或微微摇晃骨折远端，同时，医者捺正断端，矫正残余移位并使骨折断端紧密接触。

8. 按摩推拿

医者沿前臂骨干纵轴往返摩捋，顺骨捋筋，调理旋转曲折的软组织。

【骨折固定】

掌侧夹板长度由肘横纹至腕横纹，背侧夹板长度由尺骨鹰嘴至腕关节或掌指关节，桡侧夹板长度由桡骨头至桡骨茎突，尺侧夹板长度由肱骨内上髁下缘至第5掌骨基底部。尺侧夹板超腕固定以克服重力，避免尺骨远折端下垂以引起骨折端向桡侧成角。

若尺桡骨骨折在同一平面，分骨垫占骨折线上线各一半；骨折线不在同一平面时，分骨垫放在两骨折线之间。掌侧分骨垫放在掌长肌与尺侧腕屈肌腱之间，背侧分骨垫放在尺骨背面的桡侧缘。桡骨上1/3骨折易向掌侧及桡侧偏移，可在桡侧再加放一平垫；中下1/3骨折易向掌侧及桡侧成角，可在骨折部的桡侧再置一平垫。

儿童青枝骨折固定3～4周，成人固定6～8周。

【临证心得】

1.若前臂肌肉比较发达，加之骨折后出血肿胀，虽经牵引后重叠未完全纠正者，可用折顶手法加以复位。若斜形骨折或锯齿形骨折有背向侧方移位者，应用回旋手法进行复位。若尺、桡骨骨折断端互相靠拢时，可用挤捏分骨手法复位。

2.因前臂双骨折多不稳定，骨折复位后，患者在前两周应每3天复查1次，检查固定松紧度并X线透视确定骨折稳定情况，发现骨折移位及时纠正。每隔2周复查，以观察骨折位置及愈合情况。

3.固定时应避免前臂旋转活动，以免影响骨折愈合。

4.瘀去期和新生期主要以患侧手的抓握和肘关节的屈伸锻炼为主，骨合期拆除夹板后，方可开展前臂旋转、腕关节屈伸及前臂肌肉力量的训练，逐渐恢复前臂的功能，并配合全身练功，促进恢复。

五、桡骨远端骨折

桡骨下端关节面以上2～3cm处是松质骨与密质骨交界的部位，此处最容易发生骨折，尤以成年人多见。

桡骨远端骨折多为间接暴力造成。跌倒时手掌或手背着地，地面的反作用力由手掌或手背上传；而身体的重量则由上臂向下，二者相互撞击，作用于桡骨远端，使之骨折。20岁以下的患者，由于骨骺尚未愈合，损伤后常致骨骺分离。有时也可由直接暴力所致，如汽车摇柄直接打击桡骨下端，发生骨折，多呈粉碎性，现较少见。

【诊断分型】

1. 临床诊断

（1）病史：患者有腕部摔伤或打击伤病史。

（2）症状：患者受伤后出现的腕关节肿胀、疼痛、功能障碍，骨折无移位或不完全骨折时，肿胀疼痛均较轻。体征：桡骨远端向桡背侧移位时，可见"餐叉"样畸形。桡骨远端有环状压痛和纵轴叩击痛，并可触及骨擦音和异常活动，腕关节活动障碍。

（3）X线检查：拍摄腕关节X线正、侧位片可明确骨折类型和骨折移位方向。

2. 临床分型

由于受伤时患者的体位不同，以及暴力大小不一，造成骨折的情况也不同，可分为伸直型和屈曲型两种。

（1）伸直型：由于跌倒时患者手掌先着地，腕关节处于背伸位跌倒，骨折多为横断、粉碎。老年人往往有纵形骨折线进入关节内。受力小时骨折多呈嵌插且无移位；受力大时则造成骨折远端向背侧及桡侧移位，桡骨下端关节面向背侧倾斜，掌倾角或尺倾角变小或成负值。严重者可合并尺骨茎突骨折或下尺桡关节脱位。

（2）屈曲型：较少见，发生的原因及骨折移位与伸直型相反。是由于患者跌倒时手背着地，腕关节急骤掌屈所致，骨折远端向桡掌侧移位。

【整复手法】

对于患者自身无移位的骨折，仅用夹板固定2~3周即可。对于有移位的骨折，则须手法整复。

1. 伸直型骨折

患者取坐位或平卧位，肩外展，肘关节屈曲90°，前臂中立位，一助手握住肘部，医者两拇指并列置于骨折远端背侧，其他四指置于腕部，扣紧大小鱼际，先顺势拔伸2~3分钟，待重叠移位完全矫正后，迅速尺偏并掌屈，使之复位，这时，可检查到桡骨茎突比尺骨茎突长，但比尺骨茎突低。

骨折复位后，医者一手托住腕部，另一手拇指沿伸、屈肌腱由远端向近端推按，疏理肌腱，使之恢复到正常位置（图3-16）。

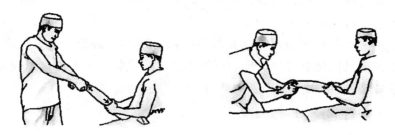

图3-16　伸直型桡骨远端骨折手法复位

2.屈曲型骨折

手法整复方法与伸直型相反。

【骨折固定】

伸直型骨折先在骨折远端背侧和近端掌侧分别置一平垫，然后放上夹板，夹板上端达前臂中、上1/3，桡背侧夹板下端应超过腕关节，以限制手腕的桡偏和背伸活动；屈曲型骨折则在远端的掌侧和近端的背侧各放一平垫，桡、掌侧夹板下端应超过腕关节，限制桡偏和掌屈活动，扎上三条布带，最后将前臂悬挂胸前，保持固定4~5周。并定期做X线复查。

【临证心得】

1.整复成功后可在牵引下逐个牵拽手指，以舒理经脉，使桡骨远端背侧的肌腱更好的恢复原来的位置，有利于腕部功能的恢复。

2.瘀去期和新生期主要以患肢的抓握和肘关节的屈伸锻炼为主，骨合期开始前臂旋转、腕关节屈伸等功能以及前臂肌肉力量的训练，并配合全身练功，促进恢复。

六、腕舟状骨骨折

腕舟状骨是近排腕骨中最大的骨块，形状略弯曲呈舟状，骨块细长，中段较细者为腰，骨折多发生于此处。腕舟状骨骨折常发生于青壮年。舟状骨表现多为关节软骨覆盖，血液供应较差，因此，除结节部骨折愈合较佳外，其余部位骨折容易发生延缓愈合、不愈合或缺血性坏死。

腕舟状骨骨折多为间接暴力所致。跌倒时由于手掌先着地，腕关节过度桡偏背伸，地面反作用力由舟状骨结节上传，造成舟状骨被锐利的桡骨关节面的背侧缘或茎突切断。

【诊断分型】

1. 临床诊断

（1）病史：有腕部摔伤病史。

（2）症状：患者受伤后出现的腕部疼痛，腕关节活动障碍。体征：腕背部桡侧"鼻烟窝"处明显肿胀、压痛。特殊检查：桡偏腕关节或叩击第2、3掌骨头部时腕部可有剧烈疼痛。

（3）X线检查：腕关节正、侧位及舟状位摄片可协助诊断。但要注意第一次拍片未发现骨折，而临床症状仍有可疑时，可行CT检查。

2. 临床分型

腕舟状骨骨折断面常发生在腰部、近端或结节部，其中多数发生在腰部。除结节部骨折愈合较佳外，其余部位骨折因血液供应差，容易发生延缓愈合、不愈合或缺血性坏死。

【整复手法】

腕舟状骨骨折很少移位，一般不需整复。若有移位时，可在用手牵引下使腕关节尺偏，以拇指向内按压骨块，即可复位。

患者取仰卧位，两助手牵引其前臂和五指对抗牵引，使前臂轻度旋前、腕关节中立尺偏，医者两拇指置于骨折远端的背桡侧，其余至指托住腕部手掌尺侧，助手牵引下先将腕关节背伸并轻度桡偏，然后将腕关节掌屈尺偏，同时，医者两拇指向掌尺侧挤压，骨折即可复位。

【骨折固定】

可采用塑形夹板或纸壳夹板固定腕关节伸直略向尺偏、拇指于对掌位；或用短臂石膏管型固定腕关节于背伸30°、尺偏10°、拇指对掌和前臂中立位。

结节部骨折一般约6周可愈合，其余部位的骨折愈合时间为3~6个月，甚至更长时间，应定期做X线检查，X线片证实骨折线消失，才能解除外固定。

【临证心得】

1.腕舟状骨由于血供因素和腕部活动的应力因素，固定时间要足够，过早解除固定会对骨折断端产生不利的应力干扰，影响骨折愈合。

2.对迟缓愈合的腕舟状骨骨折，应加强接骨续筋、补益肝肾中药内服和熏洗；陈旧性骨折、骨不愈合者可考虑手术治疗。

七、髌骨骨折

髌骨，又名膝盖骨、连骸，"形圆而扁，覆于楗、胻上下两骨之端，内侧有筋连属，其筋上过大腿至两胁，下过胻骨至于足背"。髌骨是人体最大的籽骨，髌骨有保护膝关节，增强股四头肌力量的作用。髌骨骨折多见于30~50岁的成年人，儿童极为少见。

髌骨骨折由直接暴力或间接暴力所造成，以后者多见。

直接暴力所致者，多呈粉碎性骨折，髌骨两侧的股四头肌筋膜以及关节囊一般尚完整，对伸膝功能影响较少。

间接暴力所致者，由于膝关节在半屈曲位时跌倒，为了避免倒地，股四头肌强力收缩，髌骨与股骨滑车顶点密切接触成为支点，髌骨受到肌肉强力牵拉而骨折，骨折线多呈横行。髌骨两旁的股四头肌筋膜和关节囊的破裂，两骨块分离移位，伸膝装置受到破坏，如不正确治疗，可影响伸膝功能。

【诊断分型】

1. 临床诊断

有明显的外伤史，局部肿胀、疼痛，膝关节不能自主伸直，常有皮下瘀斑以及膝部皮肤擦伤，有分离移位时，可以摸到凹下呈沟状的骨折断端，可有骨擦音或异常活动。可拍膝关节侧、轴位X线片，以明确骨折的类型和移位情况。

2. 临床分型

髌骨骨折根据骨折部位和形态，可分为无移位骨折、横行型骨折、上下极骨折、粉碎骨折和纵行骨折。

【整复手法】

治疗髌骨骨折时，要求恢复伸膝装置的功能，并保持关节面的完整光滑，防止创伤性关节炎的发生。

整复方法：患者平卧，膝关节伸直位，先在无菌操作下抽吸关节腔及骨折断端间的血肿，后注入1％利多卡因溶液10ml做局部麻醉，医者以一手拇指及中指先捏挤远端向上推，并固定之，另一手拇指及中指捏挤近端上缘的内外两角，向下推挤，使骨折近端向远端对位。

【骨折固定】

无移位的髌骨骨折，移位不大的裂纹骨折、星状骨折，可单纯采用抱膝圈固定膝关节于伸直位；横断骨折移位在1cm以内者，可采用手法整复，抱膝圈固定膝关节于伸直位；如移位较大的髌骨骨折，手法整复有困难者，可采用抓髌器或闭合穿针固定。

1. 抱膝圈固定法

用铅丝做一个较髌骨略大的圆圈，铅丝外缠以较厚的纱布绷带，并扎上四条布带．后侧板长度由大腿中部到小腿中部，宽

13cm，厚1cm。复位满意后，外敷消肿药膏，用抱膝圈固定，腘窝部垫一小棉垫，膝伸直位于后侧板上，抱膝圈的四条布带捆扎于后侧板固定，时间一般为4周。

2. 抓髌器固定法

适用于有分离移位的新鲜闭合性髌骨骨折，在无菌操作下，麻醉后，抽净膝内积血，将抓髌器间距宽的双钩抓在髌骨上极前缘上，将其间距窄的双钩抓在髌骨下极前缘，拧紧加压螺丝，骨折即可自行复位。术后2日可行走锻炼。

3. 布兜多头弹性带固定法

患肢置于夹板上，将半月形抱骨垫分别卡在髌骨上下缘并固定，再用半月状多头弹性带先固定在远端的抱骨垫上，稍向膝下方偏斜，将弹性带系于夹板上，再以另一个多头弹性带固定在近端的抱骨垫上，此带亦稍向膝下方偏斜，将弹性带系于夹板上，上下2～3条弹性带在侧面交叉，松紧度一致，上下左右压力均匀。

前两周每3～5天复查一次，避免骨折移位，并注意根据肿胀情况调整固定松紧，连续3次无移位后，患者可每1～2周复查，固定4～6周骨折达临床愈合标准后方可拆除外固定。

【临证心得】

1. 纵行骨折诊断时正侧位X线片容易漏诊，应加拍髌骨轴位X线片确诊。

2. 在固定期间应逐步加强股四头肌舒缩活动，解除固定后，应逐步进行膝关节的屈伸锻炼。但在骨折未达到临床愈合之前，由于撕裂的关节囊和腱膜未经修补缝合，骨折处仍有移位可能，注意勿过度屈曲，避免将骨折处重新拉开。

八、胫腓骨干骨折

胫腓骨，古称胻骨，"即膝下小腿骨，俗名臁胫骨者也。其骨二根，在前者，名成骨，又名骭骨，其形粗；在后者，名辅骨，其形细，又俗名劳堂骨。若受到跌打损伤，其骨尖斜突外出，肉破血流，或遇到砍磕，或出现被重物击压，骨细碎者，用揉法整之，杉篱裹帘法缚之"。直接暴力和间接暴力均可引起胫腓骨干骨折，直接暴力较多，如散打竞技踢腿时小腿因剧烈碰撞引起骨折，其骨折线多为横行或短斜形；间接暴力包括弯曲应力（杠杆作用）和扭转暴力，如篮球比赛快速奔跑中起跳后落地，支撑腿因扭转暴力引起骨折，骨折多为长斜形、螺旋形或见蝶形骨块，严重者骨折断端刺破皮肤形成开放性骨折。

【诊断分型】

1.临床诊断

（1）病史：直接暴力、间接暴力等外伤史。

（2）症状：伤后小腿疼痛、肿胀和功能丧失，可有骨擦音及异常活动。皮肤张力较高，或见周围软组织开放性伤口及皮下瘀斑，骨折局部畸形（短缩、成角、远折端外旋或内旋），可触及骨擦感，伴骨折断端异常活动。

（3）X线检查：拍摄小腿X线正、侧位片可明确骨折类型和骨折移位方向。

2.临床分型

胫骨的前缘与前内侧面表浅，仅有皮肤遮盖，骨折时容易刺破皮肤形成开放性骨折。胫骨上1/3骨折时应注意腘窝血管的损伤，腓骨颈骨折时应注意排查腓总神经的损伤。此外，胫骨骨折可造成小腿筋膜间隔区内肿胀，压迫血管，而引起筋膜间隔区综合征，严重者发生缺血性肌挛缩。胫骨干中、下段发生骨折后，往往因局部血液供应不良，而发生迟缓愈合或不愈合。若发生成角和旋转移位，必然破坏二者轴心的平行关系，既影响步行和负重功能，又可导致创伤性关节炎的发生。

【整复手法】

患肢稍屈膝，两助手沿胫骨长轴做对抗拔伸牵引，矫正重叠及成角畸形。医者用双手拇指按压向前移的骨折近端，其余手指环抱小腿后侧，端提向后移的骨折远端，矫正前后移位。若有侧方移位，用推挤方法即可复位。如为螺旋形、斜形骨折，远端向外侧残余移位可用分骨挤按手法矫正，医者用拇指置于胫腓骨间隙，将远端向内侧推挤矫正，其余四指置于近段的内侧、向外用力提拉，同时，助手将远端稍内旋。复位后，医者以摇摆碰触法，使骨折端紧密接触。最后以手指沿胫骨前嵴及内侧面触摸骨折部是否平整及对线恢复情况。

【骨折固定】

不同部位夹板放置不同，上 1/3 部骨折：内外侧夹板下达内外踝上放、向上超膝固定，胫骨前嵴两侧夹板上平胫骨内外两髁、下达踝上，后侧板超膝关节固定。中 1/3 部骨折：内外侧板下平内外踝、上达胫骨内外髁上缘，胫骨前嵴两侧夹板下达踝上、上平胫骨结节，后侧板下端抵于跟骨结节上缘、上达腘窝下 2cm。下 1/3 部骨折：内外侧板下平足底、上平胫骨内外髁，胫骨前嵴两侧板和后侧伴同中 1/3 部骨折。固定时腓骨小头处以棉垫保护以免压迫腓总神经。采用夹板固定时，要注意松紧度适当，既要防止消肿后外固定松动而致骨折重新移位，也要防止夹缚过紧而妨碍患肢血运或造成压疮（图 3-17）。

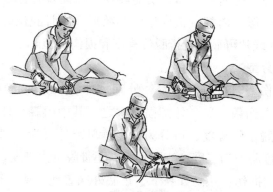

图 3-17　胫腓骨干骨折夹板固定

【临证心得】

1.固定时腓骨小头、内外踝处以棉垫保护。采用夹板固定时，要注意松紧度适当，防止夹缚过紧而妨碍患肢血运或造成压疮。

2.瘀去期和新生期膝、踝关节均不宜做大范围的活动，主要以患肢直腿抬高和膝、踝关节的小范围屈伸、足趾屈伸活动锻炼为主，骨合期可开始膝、踝关节各项功能锻炼以及下肢肌力锻炼，逐步开展下肢负重和行走训练，恢复下肢的功能。

九、踝部骨折

踝部，古称亦髁骨，"髁骨者，胻骨之下足跗之上，两旁突出之高骨也。在内者名内踝，俗名合骨；在外者为外踝，俗名核骨。或驰马坠伤，或行走错误，则后跟骨向前，脚尖向后，筋翻肉肿，疼痛不止者，用弄玉法端之"。踝关节由胫、腓骨下端和距骨组成。踝关节处于跖屈位（如下楼梯或下坡）时，下胫腓韧带松弛，关节不稳定，容易发生扭伤。踝部损伤原因复杂，类型很多。韧带损伤、骨折和脱位可单独或同时发生。

【诊断分型】

1.临床诊断

局部瘀肿、疼痛和压痛，功能障碍，可闻及骨擦音。外翻骨折多呈外翻畸形，内翻骨折多呈内翻畸形，距骨脱位时，则畸形更加明显。X线片可显示骨折脱位程度和损伤类型。

2.临床分型

根据受伤姿势可分为内翻、外翻、外旋、纵向挤压等多种，其中以内翻损伤最多见，外翻损伤次之。其中内翻、外翻、外旋又根据骨折脱位的程度，可分为三度：单踝骨折为一度；双踝骨折、距骨轻度脱位为二度；三踝骨折、距骨脱位为三度。

（1）内翻损伤：从高处跌下，足底外缘着地；或步行在路上，足底内侧踏在凸处，使足突然内翻。

第一度骨折：单踝骨折。踝部内翻损伤最常见的是外侧副韧带断裂。典型的内翻单踝骨折是自胫骨下端关节面与内踝根部折裂，骨折线向上、向外，几乎与胫骨下端关节面垂直。

第二度骨折：双踝骨折。由于暴力较大，使内外踝都骨折。

第三度骨折：三踝骨折合并脱位。暴力继续加大，则可见胫骨关节面后缘骨折即后踝骨折。

（2）外翻损伤：发生于足强力外翻时。如由高处坠落，足外翻着地；或小腿外侧下方受暴力直接冲击。

第一度骨折：单踝骨折。因为内侧副韧带坚强不易断裂，所以首先将内踝撕脱骨折，骨折线往往为横断或斜面，并与胫骨下关节面相平，骨折移位不多。

第二度骨折：双踝骨折。暴力继续作用，距骨体推挤外踝的内侧，使外踝在联合韧带处或其下方骨折，骨折多为横形或斜形。

第三度骨折：三踝骨折合并脱位。偶尔发生胫骨下端后缘骨折。

（3）外旋损伤：发生于小腿不动、足强力外旋；或足着地不动、小腿强力内旋时。由于下肢胫腓联合韧带的坚韧性大于外踝的骨质，因此可造成以下三度骨折。

第一度骨折：单踝骨折。即腓骨下方骨折，骨折线从侧位片可见为从前下至后上，正位片见骨折面前后重叠。

第二度骨折：双踝骨折。即暴力继续作用，则将内踝从其中部撕脱。

第三度骨折：三踝骨折并脱位。即暴力已将内侧副韧带的牵制作用消失，若此时外力继续作用，则距骨及外踝向后外侧旋转移位，可将胫骨后缘撞折，造成三踝骨折合并脱位。

（4）纵向挤压损伤

患者由高处落下，足底先着地；暴力自足底向上传导与身体重力交汇于踝上部。如距小腿关节处于中立位，可形成胫骨下段Y

形、T形骨折及粉碎性骨折，或同时合并外踝、后踝或前踝骨折，此类情况在临床少见。

【整复手法】

无移位骨折仅将踝关节固定在0°中立位3~4周即可，有移位的骨折脱位应予以整复，纵向挤压损伤所致骨折常以手术切开复位内固定。

患者平卧屈膝，助手抱住其大腿，医者握其足跟和足背做顺势拔伸，外翻损伤使踝部内翻，内翻损伤使踝部外翻，外旋骨折使踝部内旋。如有胫腓联合分离，可在内外两踝部加以挤压；如后踝骨折合并距骨后脱位，可用一手握胫骨下段向后推，另一手握前足向前提，并徐徐将踝关节背伸，利用紧张的关节囊将后踝拉下，使后踝逐渐复位。总之，要根据受伤机制和损伤类型并分析X线片，以酌定其整复手法（图3-18）。

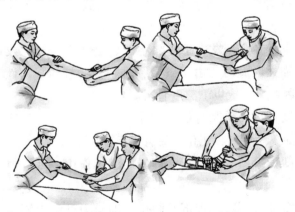

图3-18　踝部骨折手法复位塑形夹板固定

【骨折固定】

先在内外踝的上方各放一塔形垫，下方各放一梯形垫，用五块夹板进行固定。其中内、外、后板上自小腿上1/3，下平足跟，前内侧及前外侧夹板较窄，其长度上起胫骨结节，下至踝关节上，夹板下用厚棉花垫衬垫，既避免骨突部位受压，又不限制踝部适当活动。夹板必须塑形，使内翻骨折固定在外翻位，使外翻骨折固定在内翻位，外旋骨折固定在内旋位，固定3～4周后，改为中立位固定至骨折临床愈合。

【临证心得】

1.施行复位时应注意"逆损伤机制"的复位固定原则，即根据暴力作用方向的反方向进行复位和固定。

2.踝部骨折要根据X线片上骨折的部位和形态特点，分析其受伤机制，并根据受伤机制和损伤类型确定其整复手法和固定体位。

3.踝部骨折肿痛明显者可配合中药的内服外敷，换药时舒理经络，活动关节，有利于踝部肿痛的消除和功能恢复。

十、胸腰椎压缩性骨折

脊柱是人体的支柱，由脊柱骨和椎间盘组成，前者占脊柱长度的3/4，后者占1/4，脊柱其周围有坚强的韧带相连和很多肌肉附着，具有保护内脏，负重、运动、吸收震荡和平衡身体的功能。

脊柱由上而下逐渐增大，颈椎细小，腰椎粗大而坚固。脊柱有四个生理弧度：颈椎和腰椎向前凸，胸椎和骶椎向后凸，弧形交界处最易发生骨折，故临床上胸腰结合处最易发生骨折。

脊柱骨的脱位除少数是由枪伤、炸伤、打砸伤等直接暴力外，绝大多数是由间接暴力所致，如跌伤、碰伤、撞伤等。

【诊断分型】

1.临床诊断

患者有从高处坠下、重物砸伤、车祸、坍塌事故等病史，老年人可由单纯摔伤臀部着地所致。伤后脊柱疼痛，不能站立行走。骨折部位棘突压痛，后凸畸形。影像学X线、CT检测可确诊。还应进行神经系统检查及MRI检查，排除脊髓损伤。

2. 临床分型

胸腰椎压缩性骨折属屈曲型损伤，可见于以下三种情况。

（1）由高处跌下，足或臀部先着地，脊柱猛烈前屈，造成椎体楔形骨折。椎体压缩仅限于1～2个椎体，脊椎的生理弧度可消失，出现后凸、侧弯等畸形。

（2）当向前弯腰时，由于重物打击背部或肩部，使脊柱过度前屈，亦可发生椎体压缩骨折，一般较重，可达正常椎体的1/2以上，且多粉碎，常合并小关节半脱位或脱位，以及不同程度的脊髓损伤。

（3）当站立或行走时，被车辆或其他正在运行的物体撞击于背部或腰部，脊柱上受到该外力的作用时，易发生骨折脱位，由于原发损伤严重，故常合并脊髓损伤。

【整复手法】

对于任何脊柱骨折脱位的可疑患者，不可任意扳动，均应按照具体情况给予适当的急救处理，就地采用止痛针并妥善处理休克后转运医院。

胸腰椎压缩性骨折属屈曲型损伤，应逆损伤机制（伸展位复位）和利用脊柱的稳定结构前纵韧带复位。

1. 双踝悬吊法

患者取俯卧位，两踝部衬上棉垫后用绳缚扎，将两足徐徐吊起，使身体与床面约成45°角。医者用手掌在患处适当按压以矫正后凸畸形，此法复位前可给止痛剂或局部麻醉。复位后，患者仰卧硬板床，骨折部垫软枕。

2. 攀索叠砖法

此法是一种过伸位脊柱骨折复位法。先令患者双手攀绳，用六块砖，左右各叠置三块，双足踏于砖上，然后抽去足下垫砖，让身体悬空（足尖触地），脊柱呈过伸位，医者站在患者腰后，将后凸畸形矫正。适用于体格健壮单纯性胸腰椎压缩性骨折的患者。

3.垫枕法

使用此法时，患者应仰卧于硬板床上，骨折部置软枕，垫枕可逐渐加高，使脊柱过伸。此法若配合练功疗法效果更好。适用于单纯性胸腰椎压缩性骨折，以及过伸复位后维持整复效果。

4.二桌复位法

用高低不等的两个桌子，高低差为25～30cm，平排在一起，将患者置于桌上，患者头部朝高桌，然后将高桌边逐渐移至上臂中颏下处，将低桌渐移至大腿中段处，借助患者体重，使胸腰部悬空。此时医者可用手掌或另加一桌托住患者腹部，慢慢下沉，以减轻疼痛，达到脊柱过伸的目的，2～5分钟后，脊柱的胸腰部明显过伸，可予以石膏背心固定。

【骨折固定】

胸腰椎压缩性骨折整复后，应予以适当的固定。一般单纯性胸腰椎压缩性骨折，须仰卧于硬板床，骨折部垫软枕。卧床时间3～4周。对于不稳定性胸腰椎骨折，应采用石膏背心、支架固定，固定时间4周～6个月，必要时亦可手术治疗。

【临证心得】

1.胸腰椎骨折诊断时一定要明确有无合并脊髓损伤，无脊髓损伤的单纯胸腰椎骨折可行手法外复位固定；合并脊髓损伤的建议手术治疗。

2.胸腰椎骨折卧床期间易出现腹胀、便秘等症，中药治疗以通下导滞法配合三期辨证。

十一、颞颌关节脱位

颞颌关节脱位，亦称下颌关节脱位，它是由下颌骨的一对髁状突与颞骨的一对颞颌关节窝构成，是人体头面部唯一能活动的关节。颞颌关节脱位是临床常见脱位之一，多发生于老年及身体虚弱者。

其脱位与以下因素有关。

1. 过度张口

颞颌关节周围有关节囊包绕，囊的侧壁有韧带加强，但前壁较松弛薄弱，没有韧带加强。张口时，髁状突向前滑至关节结节之上的不稳定的位置。当过度张口如大笑、打哈欠、张口拔牙时，髁状突经前壁向前滑到关节结节的前方，形成颞颌关节前脱位。

2. 暴力打击

在张口状态下，当下颌部遭受到侧方向前下方的暴力打击，关节囊的侧壁韧带不能抗御外来暴力则可发生单侧或双侧颞颌关节前脱位。

3. 杠杆作用

在单侧臼齿间咬食硬而大的食物，硬物为支点，肌力拉动下颌体向前下滑动，多形成单侧前脱位。

4. 肝肾亏损

年老体弱，久病体虚，因其气血不足，肝肾亏损，血不荣筋，韧带松弛，容易发生习惯性脱位。

【诊断分型】

1. 临床诊断

（1）双侧前脱位：下颌骨下垂，向前突出，口不能自由张合，语言不清，进食不便，吞咽困难，流涎，咬肌痉挛呈块状隆起，面颊变成扁平状，双侧颧弓下方可触及髁状突，耳屏前可触及明显凹陷。

（2）单侧脱位：口角歪斜，下颌骨偏离上颏中线，向健侧倾斜，患侧颧弓下方可触及髁状突，耳屏前方可触及凹陷。

2. 临床分型

颞颌关节脱位根据脱位时间与复发次数可分为新鲜脱位、陈旧性脱位和习惯性脱位两种。临床上有单侧和双侧脱位，前脱位和后脱位之分，其中以双侧前脱位多见。

【整复手法】

1.双侧脱位口内复位

患者取坐位，医者站在患者前面，助手站在患者后面，双手固定住患者头部。可先用中指揉捻颊车部数遍，以缓解咀嚼肌的紧张。然后医者用数层纱布裹住双拇指，防止复位时被患者咬伤，医者务必嘱患者不要紧张，尽量放松面部肌肉，将口张大。医者将双手拇指伸入患者口腔内，按于双侧下臼齿上，其余四指在外托住下颌。两手拇指先往下按，待下颌骨移动时再向后推，其余四指同时协调地将下颌骨向上端送，听到滑入关节的响声，说明复位已经成功，此时将拇指速向两旁滑开，随即从口腔内退出（图3-19）。

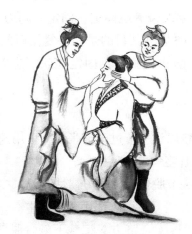

图3-19 颞颌关节脱位口内复位法

2.单侧脱位口腔内复位

患者取坐位，医者站在患者旁侧，一手掌按住健侧耳屏前方，将头部抱住固定，另一手拇指用纱布包缠好伸入患者口腔内，按置下臼齿，其余四指在口腔外托住下颌。操作时，拇指用力向下推按，其余四指斜行上提，感觉有滑动响声，提示复位。

3. 口腔外复位

此法适用于老年牙齿脱落的习惯性脱位患者。医者站在患者前方，双手拇指分别放于两侧下颌体与下颌支前缘交界处，其余四指托住其下颌体，然后双手拇指由轻至重向下按压下颌骨，双手余指同时用力将其向后方推送，听到滑入关节的响声，说明已复位。

4. 软木塞复位

适用于超过3周仍未复位的陈旧性脱位。在局部麻醉下，将高2cm的软木块置于两侧下臼齿咬合面，然后上抬颏部，以杠杆作用力将髁状突向下方牵拉而复位。

【 关节固定 】

复位后，一手托住颏部，将四头带兜住下颌部，四头分别在头顶打结。或用十字绷带缠绕固定。固定时间为1~2周。习惯性脱位固定时间为2~3周。其目的是保持复位后的体位，使关节囊得到良好的修复，防止再脱位，固定期间嘱患者不要用力张口，不要吃硬食。

【 临证心得 】

1.局部肌肉痉挛以致关节过于紧张者，可用药物热敷，医者用手掌按摩局部，缓解痉挛再行复位。

2.老年人颞颌关节脱位易形成习惯性脱位，多于老年人肝肾不足，筋骨失养有关，整复后可辨证用药治其本。

3.骨伤经典温习：《普济方》记载下颏骨脱落法"令人低坐，用一手帕裹两手大拇指，插于患者口里。内外捏定大斗根，往左右上下摇动。令患者咽唾一口，往下送之入臼。腮外用膏药贴之。再用一手帕往上兜之。内服没药乳香散。痛者黄芪散。忌硬物十数日"。《伤科汇纂》记载"治下巴脱落用手托法：双落难言语，单错口不齐，倩人头扶直，莫教面朝低，先从大指捺，然后往上挤，须分错与落，托法辨东西"。

十二、肩关节脱位

肩关节是由肩胛骨的关节盂和肱骨头所构成，属球窝关节，是人体活动范围最大的关节。由于肩关节不稳定的结构和活动度大，因此肩关节脱位是临床上最常见的脱位之一。好发于成年人，男性多于女性。

肩关节脱位的致伤外力有直接暴力和间接暴力两种，多因间接暴力引起。

1.直接暴力

多因打击或冲撞等外力直接作用于肩关节而引起，但极少见。常见的是向后跌倒时以肩部着地，或因来自后方的冲击力，使肱骨头向前脱位。

2.间接暴力

（1）传达暴力：患者侧方跌倒，上肢外展外旋，手掌向下撑地，暴力由掌面沿肱骨纵轴向上传达到肱骨头。肱骨头可能冲破薄弱的肩关节囊的前壁，向前滑至喙突下间隙形成喙突下脱位。若暴力继续向上传达，肱骨头可能被推至锁骨下方成为锁骨下脱位（少见）。

（2）杠杆作用力：当上肢过度高举、外旋、外展向下跌倒时，肱骨颈受到肩峰冲击，成为杠杆支点，使肱骨头向前下部脱位，先呈盂下脱位，后可滑至喙突下脱位。

肩关节脱位可合并肩胛盂边缘骨折、肱骨骨折和肱骨大结节撕脱骨折，其中以合并肱骨大结节骨折最为常见，偶可见腋神经损伤。

【诊断分型】

1.临床诊断

外伤后肩部疼痛、肿胀，若合并骨折则肿胀酸痛更为明显，肩关节功能障碍。

（1）肩关节前脱位：患者常用健康手托扶患肢前臂肩部，头向患侧倾斜以减轻肩部疼痛。上肢轻度外展前屈位。患者肩部失去正常圆钝平滑的曲线轮廓，肩峰显著突出，肩峰下部空虚，形成"方肩"畸形。患侧上肢常弹性固定于外展30°左右的特殊位置上。肱骨头完全脱离了关节盂，造成肩峰下关节盂空虚。在喙突下、腋下或锁骨下可触及肱骨头。搭肩试验阳性，若合并骨折可有骨擦音；若合并腋神经损伤，在三角肌部可有圆形皮肤感觉区消失。X线检查可明确脱位的类型。

（2）肩关节后脱位：大多数为肩峰下脱位，此型无前脱位典型的方肩畸形和弹性固定。主要表现为肩前方暴力伤害病史，喙突明显，肩前塌陷扁平，可在肩胛冈下触摸到突出的肱骨头，上臂呈现轻度外展及明显内旋畸形。肩胛骨侧位X线片可明确显示肱骨头向后脱位。

2.临床分型

根据脱位的时间与复发次数，分为新鲜、陈旧和习惯性脱位三种。根据脱位后肱骨头的位置又可分为前脱位和后脱位两种。前脱位分为喙突下、盂下、锁骨下脱位三种，其中喙突下型最常见。

【整复手法】

新鲜肩关节脱位的复位方法：新鲜肩关节脱位尽可能争取早期复位，因早期局部瘀肿疼痛与肌肉痉挛较轻，给予止痛药物即可，不必麻醉。若时间久肿胀明显可采用血肿内麻醉或臂丛神经麻醉。其复位方法有：

1.拔伸托入法

患者取坐位，医者立于伤肩外侧，用两手拇指压住其肩峰，其余四指插入腋窝内，一助手站在患者健侧肩后，两手斜形环抱固定患者；另一助手一手握患肢肘部，一手握腕部将患肢外展外旋，由轻而重地向前外下方拔伸牵引。与此同时，医者插入腋窝的手将肱骨头向外上方钩托，并令助手逐渐将患肢内收、内旋继续拔伸，直至肱骨头有回纳感或弹响声，表示复位成功。

2. 手牵足蹬法

患者取仰卧位，医者立于伤侧，两手握住伤肢腕部，并用脚抵于腋窝内，右侧脱位用右足，左侧脱位用左足。在肩外旋，伤肢稍外展位沿纵轴方向牵引，继而徐徐内收、内旋，并利用脚为支点的杠杆作用，将肱骨头挤入关节盂内，当有回纳感觉时，复位即告成功。若用此法而复位未成功，可能是由于肱二头肌长头肌腱阻碍，可将伤肢进行内、外旋，使肱骨头绕过肱二头长头肌腱，然后再按上法复位（图3-20）。

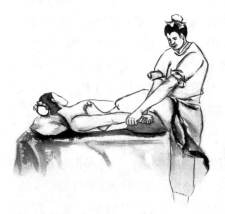

图 3-20　手牵足蹬法

3. 椅背整复法

让患者坐在靠背椅上，把患肢放在椅背上，腋肋紧靠椅背，用软垫垫于腋部以免损伤。然后一手托住患者和椅背，医者握住患肢，先外展、外旋拔伸牵引，再慢慢内收将患肢下垂，然后内旋屈肘复位。

4. 悬吊复位法

患者俯卧床上，患肢垂于床旁，根据患者肌肉发达程度，在患肢腕部系布带并悬挂2～5kg重物，依其自然位持续牵引15分钟，多可自动复位。有时需内收患者肩部或以双手自腋窝向外上方轻推肱骨头，或轻旋转上臂，肱骨头即可复位。此法对老年患者尤为适宜。

手法复位后，宜将患肢屈肘90°，试以患手搭对侧肩部，观察肘部能否与胸壁接触。检查患者肩部是否丰满圆隆，嘱患者正坐，观察双肩是否对称，方肩畸形是否消失。患侧腋窝下、喙突下、锁骨下是否已摸不到肱骨头。X线片显示肩关节是否复位。

【关节固定】

复位后必须予以妥善的固定，使受伤的软组织得以修复，以防日后形成惯性脱位。一般可用胸壁绷带固定法，将患侧上臂保持在内收内旋位，肘关节屈曲60°～90°，前臂依附于胸前，用纱布棉垫放于腋下和肘内侧，防止胸壁与上臂内侧皮肤长期接触发生糜烂。将上臂用绷带包扎固定于胸壁2～3周，前臂用颈腕带或三角巾悬挂于胸前。

【临证心得】

1.肩关节后脱位临床少见，但容易漏诊误诊，后脱位在肩关节X线正位片上不容易分辨，需加拍肩胛骨侧位X线片可以确诊。

2.肩关节脱位若合并大结节骨折，复位时只需整复肩关节脱位，大结节移位多能自行复位。

3.肩关节脱位后期，容易出现肩、肘、腕关节活动受限，在固定期间鼓励患者练习手腕和手指活动。3周解除外固定后，应逐渐做肩关节各方向主动活动锻炼，手拉滑车、爬墙、梳头等，并配合手法、针灸、理疗，以防肩关节软组织粘连和挛缩，禁止做强力的被动牵伸活动。

十三、肘关节脱位

肘关节是由肱桡关节、肱尺关节和上尺桡关节三个关节所组成，肘部的三点骨性标志是肱骨内、外上髁、尺骨鹰嘴，当肘关节伸直时，这三点在一直线上，当屈肘时，这三点则形成等边三角形，称为肘后三角，它是判断肘关节是否脱位的重要骨性标志。肘关节脱位是临床上常见的脱位之一，多发生于青壮年。

【诊断分型】

1.临床诊断

有外伤史，肘部皮下瘀斑、肿胀、疼痛、畸形、弹性固定，肘关节处于半伸直位，被动运动不能伸直肘部，活动障碍。

X线检查：X线检查可明确诊断，了解脱位的类型、移位方向和程度及有无合并骨折。

2.临床分型

按脱位的方向，一般可分为前脱位和后脱位两种。临床以后脱位最为多见，前脱位较少见。

（1）肘关节后脱位：肘关节呈弹性固定于45°的半屈曲位，肘窝前饱满，可摸到肱骨下端，尺骨鹰嘴后突，肘后部空虚，呈靴状畸形。肘后三角关系破坏，肘关节前后径增宽，左右径正常。若伴有侧方移位，可出现肘内翻或肘外翻畸形，肘关节出现内收、外展等异常活动，左右径增宽。

（2）肘关节前脱位：肘关节过伸、屈曲受限，呈弹性固定，肘前隆起，可触及脱出的尺桡骨上端，在肘后可触到肱骨下端及游离的鹰嘴骨折块，肘后三角关系破坏，前臂掌侧较健侧明显变长。

【整复手法】

1.新鲜肘关节后脱位

复位前一般不需要麻醉，如有侧方移位，首先矫正侧方移位，然后再矫正前后脱位。

（1）拔伸屈肘法：方法一：患者坐靠于靠背椅上，助手立于患者背后，以双手握其上臂，医者站在患者前面，一手握伤肢腕部，与助手相对拔伸，另一手的拇指抵住肱骨下端向后推按，其余四指抵住鹰嘴向前端提，并慢慢将肘关节屈曲，若听到或感觉到入臼声，说明已复位。方法二：患者取卧位，患肢上臂靠床边，医者一手按其下段，另一手握住患肢前臂顺势拔伸，有入臼声后，屈曲肘关节。

（2）膝顶复位法：患者端坐于椅上，医者立于伤侧前方，一手握其前臂，一手握其腕部，同时，医者以一足踏于椅面上，以膝顶在患肢肘窝上，沿前臂纵轴方向用力拔伸，有入臼感后，逐渐屈肘（图3-21）。

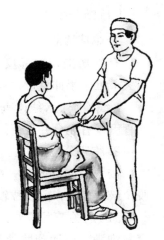

图3-21　膝顶复位法

（3）推肘尖法：患者取坐位，一助手握其上臂，另一助手双手握其腕部，医者立于患侧，双拇指置于鹰嘴尖部，其余手指环握肱骨下段前部，先拉肱骨下段向后，并向前下推顶尺骨鹰嘴，助手在牵引下逐渐屈曲肘关节即可复位。

2. 新鲜肘关节前脱位

前脱位较少见，复位手法简单。患者取坐位或卧位，一助手固定患肢上臂，另一助手握住患肢腕部，顺势牵引其前臂，医者用两手拇指由肘前顶住脱出的尺桡骨上端向下后推入，其余手指由肘后抵住肱骨下端向上向前端提，有入臼声，说明已复位。

3. 陈旧性肘关节脱位

由于肘关节脱位后超过2~3周，局部血肿机化，筋腱、关节囊的粘连和挛缩，造成复位困难。若无合并骨折及血管、神经损伤、骨化性肌炎等单纯性脱位，可试行手法复位。复位前首先可行尺骨鹰嘴骨牵引1周，配合推拿按摩及舒筋活血药熏洗局部，使关节周围挛缩松解。然后在臂丛神经麻醉下，做肘关节屈伸旋转及左右摇晃活动，力量由轻而重，范围由小渐大，然后行手法复位。

复位手法可采用拔伸屈肘或膝顶拔伸法，若不成功，不能强求，以免造成损伤，可改用手术治疗。

【关节固定】

复位后可先用绷带做肘关节屈曲位"8"字固定，1周后用直角夹板屈肘90°位固定，并用三角巾悬吊伤肢于胸前，2周后去除固定；亦可采用长臂石膏托在肘关节功能位固定3周。

【临证心得】

1.肘关节后脱位诊断时应注意与肱骨髁上骨折、尺骨鹰嘴骨折进行鉴别。

2.后外侧脱位骨端向外侧严重移位者，可引起尺神经损伤，诊断时应注意鉴别。

3.肘关节后脱位常合并尺骨冠状突骨折，此型整复时，应在拔伸下先过伸肘关节，在肱肌的牵拉下使撕脱的尺骨冠状突骨折块脱离关节面，然后再行手法整复，避免骨折块嵌顿在关节而妨碍复位。

4.肘关节脱位后关节积血较多者，可行无菌穿刺抽吸后再复位固定，可预防发生关节粘连及骨化性肌炎。

十四、小儿桡骨头半脱位

小儿桡骨头半脱位又称"牵拉肘"，俗称"肘掉环""肘脱环"，多发生于5岁以下的幼儿，1～3岁发病率最高，是临床中常见的肘部损伤。当穿衣、走路跌倒，幼儿的肘关节处于伸直位而前臂旋前，被成人用力向上提拉，即可造成桡骨头半脱位。其脱位的机制为：5岁以下的幼儿桡骨头和桡骨颈的直径几乎相等，环状韧带松弛，在肘部被牵拉时，肱桡关节间隙加大，关节内负压骤增，关节囊及部分环状韧带被吸入肱桡关节间隙而嵌顿，阻碍了桡骨头回纳而形成半脱位。

【诊断要点】

幼儿的患肢有纵向被牵拉的损伤史。伤后患儿因疼痛而啼哭，并拒绝使用患肢，亦怕别人触动。肘关节呈半屈曲位，不肯屈肘、举臂，前臂旋前位，不敢旋后。触及患肢肘部和前臂时，患儿哭叫疼痛，桡骨头处有压痛，局部无明显肿胀，X线检查无异常改变。

【整复手法】

嘱家长抱患儿正坐，医者与患儿相对，以左侧为例，医者以右手拇指放在桡骨头外侧处，医者左手握患儿腕上部，并慢慢地将前臂旋后，一般半脱位在旋后过程中常可复位。

若不能复位，则医者左手稍牵引至肘关节伸直旋后位，左手拇指加压于桡骨头处，然后屈曲肘关节，常可听到或感觉到轻微的入臼声。或可屈肘90°向旋后方向来回旋转前臂，也可复位。

【关节固定】

复位后患儿肘部疼痛立即消失，停止哭闹，屈肘自如，并能上举取物。如无明显肿痛，一般不用外敷药物，可用颈腕吊带悬挂于屈肘位2～3天。

【临证心得】

1.复位时，医者应找到患儿桡骨头的准确位置（在前臂旋转时，可感觉到桡骨头在手指下自转），有利于复位成功。

2.患儿家长此后为小儿穿脱衣服时应多加注意，避免牵拉患肢，以防屡次发生而形成习惯性脱位。

十五、髋关节脱位

髋关节古称"髀枢""大膀"，俗名臀髎。《伤科补要·臀髎骨》记载："胯骨，即髋骨也，又名髁骨。其外向之凹，其形似臼，以纳髀骨之上端。如杵者也，名曰机，又名髀枢，即环跳穴处也，俗名臀髎。若出之，则难上，因其膀大肉厚，手捏不住故也"。《证治准绳》记载："凡辨腿胯骨出内外者，如不粘膝，便是出向内（腿长），从内捺入平正；如粘膝不能开，便是出向外（腿短），捺平正，临机应变"。《仙授理伤续断秘方》记载："胯骨从臀上出者，可用三人，挺足拔伸，乃用脚瞭入，如胯骨从挡内出，不可正矣"。

髋关节一般不易发生脱位，只有在强大的暴力作用下才有可能发生。髋关节脱位多见于活动力强的青壮年男性，多因间接暴力引起，如车祸、塌方事故等。

【诊断分型】

1.临床诊断

有明显的外伤史，伤后患髋疼痛、肿胀、功能障碍，畸形及弹性固定。

（1）髋关节后脱位：伤后患髋呈屈曲、内收、内旋畸形，膝关节轻度屈曲。患肢短缩；伤侧股骨大粗隆上移凸出，臀部膨隆，在髂前上棘与坐骨结节连线后上方可触及股骨头；患肢呈弹性固定感；粘膝征阳性（伤侧膝部靠在对侧大腿上）（图3-22）。X线检查可见股骨头呈内收内旋位，位于髋臼后外上方。

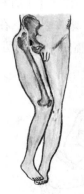 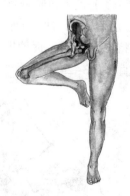

图3-22 粘膝征阳性　　　　**图3-23 粘膝征阴性**

（2）髋关节前脱位：伤后患肢外展、外旋并轻度屈曲畸形；患肢较健侧增长；在患侧腹股沟处可触及脱出的股骨头；患肢呈弹性固定；粘膝征阴性（图3-23）。X线检查可见股骨头在闭孔内或耻骨上支附近，股骨头呈极度外展、外旋位，小转子完全显露。

（3）中心性脱位：髋部肿胀畸形不明显，但疼痛显著，下肢功能障碍。脱位严重者，患肢缩短，股骨大粗隆内移；有轴向叩击痛，若髋臼骨折形成血肿，患侧下腹部有压痛。X线检查可见髋臼骨折及向盆腔移位的股骨头。CT可明确髋臼骨折的具体移位情况。

2. 临床分型

根据受伤时肢体的位置和暴力方向的不同，脱位后股骨头移位的情况，可分为前脱位、后脱位、中心性脱位三种。临床以后脱位多见。

【整复手法】

手法复位前根据患者的不同情况，可选用硬膜外麻醉等。患者仰卧于木板上，木板平放在地上，只要患者全身情况许可，可立即进行手法复位。

1. 后脱位的整复

（1）屈髋拔伸法：助手用两手按压髂前上棘以固定骨盆，医者面向患者，骑跨于屈髋屈膝各90°的伤肢，用前臂、肘窝部套在伤肢腘窝部，逐渐拔伸，使股骨头接近关节囊破裂口，在向上牵拉的同时，略将伤肢旋转，促使股骨头滑入髋臼内，感到入臼声后，再将患肢伸直（图3-24）。

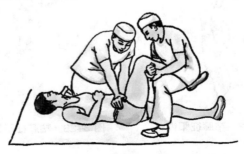

图3-24 屈髋拔伸法

（2）回旋法：助手用双手按压双侧髂前上棘以固定骨盆，医者立于伤侧：①一手握住伤肢踝部，另一手以肘窝提托其腘窝部，在向上提拉的同时，将大腿内收、内旋、髋关节屈曲，使大腿尽量贴近腹壁。②医者将伤肢外展、外旋、伸直，在此过程中其髋有响声者，复位即告成功。因此法的屈曲、外展、外旋、伸直是一连续动作，形状恰似一个问号或反问号，故又称划问号复位法（图3-25）。

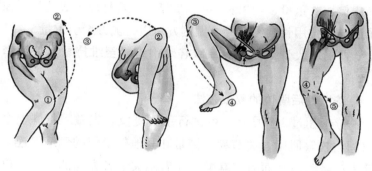

图3-25　回旋法

（3）俯卧下垂法：患者俯卧于床缘，双下肢完全置于床外，健侧下肢由助手扶持，保持在伸直水平位，患肢下垂，助手用双手固定骨盆，医者一手握其踝关节上部，使膝关节屈曲90°，利用患肢的重量向下牵引，医者还可以轻旋大腿，用另一手在靠近腘窝处向下加压，增加牵引力，使其复位。

2. 前脱位的整复

（1）屈髋拔伸法：一助手固定骨盆，另一助手屈曲其膝关节，并握住伤肢小腿，在髋外展、外旋位渐渐向上拔伸牵引至屈髋90°位，与此同时，医者双手环抱大腿根部，将大腿根部向后外方按压，股骨头即可纳入髋白。

（2）反回旋法：操作步骤与后脱位相反，先将髋关节外展、外旋然后屈髋屈膝，再内收、内旋，最后伸直下肢即可复位。

3. 中心性脱位的整复

（1）拔伸扳拉法：适用于移位轻微者。患者取仰卧位，一助手握患肢踝部，使足中立，髋外展约30°，在此位置下拔伸旋转；另一助手托住患者腋窝进行反向牵引。医者立于患侧，先用宽布带绕过患侧大腿根部，一手推骨盆向健侧，另一手抓住绕大腿根部的布带向外拔拉，可将内移之股骨头拉出。

（2）牵引复位法：适用于股骨头向盆腔移位严重者。患者仰卧位，患侧用，重量8~12kg，可逐步复位。若复位不成功，可在大转子部前后位用骨圆针贯穿，做侧方牵引，侧方牵引重量5~7kg。X线复查确定股骨头复位后，减轻牵引重量至维持量，持续牵引8~10周。

4. 陈旧性后脱位的复位方法

脱位未超过2个月者，可试行手法复位。先做股骨髁上牵引1~2周，松解肌肉、关节囊、韧带和其他软组织的挛缩粘连。待股骨头拉至髋臼平面后在麻醉下先做髋关节各方向的活动，以松解股骨头与周围组织的粘连，然后按新鲜髋关节后脱位的复位方法进行复位。

复位后要检查患肢与健肢是否等长，股骨大粗隆有无对称，畸形是否消失，再托住腘窝部进行各种被动活动，若无障碍，说明复位成功。

【关节固定】

髋关节脱位整复后，一般用皮牵引或骨牵引制动或托板固定患肢于轻度外展30°位。单纯后脱位，患肢应维持在轻度外展位3周即可扶双拐下地活动。前脱位固定时应避免外展。中心性脱位固定时应外展中立位牵引6~8周。

【临证心得】

1. 回旋法（后脱位的整复手法）的运动轨迹和患者耳廓的形态

一致，反回旋法（前脱位的整复手法）的运动轨迹和患者健侧耳廓的形态一致。

2.在制动期间，应进行股四头肌及踝关节功能活动，解除固定或牵引后可不负重行走，当确认无股骨头坏死后方可负重行走。

3.单纯性脱位及时复位固定后功能恢复良好，但应延迟下肢负重时间，3个月内患肢不能负重，以免缺血的股骨头因受压而塌陷，以后每隔2~3个月拍摄髋关节X线片一次，证明股骨头血运供给良好，才可弃拐步行。

十六、髌骨脱位

髌骨是人体最大的籽骨，位于股四头肌肌腱内，其上缘厚，名为髌底，尖端向下，名为髌尖。造成髌骨脱位的原因除直接暴力外，常常有膝关节本身结构异常的因素。髌骨外伤性脱位可以因为关节囊松弛，股骨外髁发育不良而髌骨沟变浅平，或伴有股内侧肌肌力弱，或在损伤时大腿肌肉松弛，股骨被强力外旋、外展，或髌骨内侧突然遭受暴力打击，可向外脱出。此外，还有髌骨习惯性脱位。

【诊断分型】

1.临床诊断

（1）外伤性脱位：有外伤史，伤后膝部肿胀、疼痛，膝关节呈半屈曲位，不能伸直。膝前平坦，髌骨可向外、内、上、下方脱出。部分患者就诊时，髌骨已复位，仅留下创伤性滑膜炎及关节内积血或积液，在髌骨内上缘之股内侧肌止点有明显压痛。髌骨侧、轴位X线片可见髌骨移出于股骨髁间窝之外。

（2）习惯性脱位：青少年女性多发，多为单侧，亦有双侧患病。有新鲜创伤性髌骨脱位病史，先天发育不良者可无明显创伤或急性脱位病史。当屈膝时，髌骨即可在股骨外上髁上变位向外脱出，脱出时伴有响声、膝关节畸形，正常髌骨部位塌陷或低平，股骨外髁前外侧有明显异常骨性隆起。局部压痛，轻度肿胀，当患者忍痛自动或被动伸膝时，髌骨可自行复位，且伴有响声。平时走路时觉腿软无力，跑步时常跌倒。膝关节正侧位及髌骨轴位X线片可发现髌骨发育异常表现。

2. 临床分型

髌骨脱位根据病因可分为外伤性脱位和习惯性脱位；也可根据移位的方向可分为外侧、内侧及向下脱位，临床上以外侧脱位为主。

【整复手法】

新发生的外伤性脱位，多易整复，一般不需麻醉。患者取仰卧位，医者站于患侧，一手握住其踝部，另一手拇指按于移位之髌骨外侧，先使伤肢稍屈曲，然后伸直患膝，拇指推髌骨向内使其回复原位。复位后，可轻柔屈伸膝关节数次，检查是否仍会脱出。

【关节固定】

长腿石膏托或夹板固定膝关节于屈膝20°～30°位2～3周；如合并股四头肌扩张部撕裂则应固定4～6周，固定时可在髌骨外侧加一压力垫。

【临证心得】

1.解除固定后逐渐锻炼膝关节屈伸功能，注意不能过早负重下蹲，以防发生再脱位。

2.习惯性脱位患者需针对其病因进行治疗，多选择手术根治。

正骨基本手法

第四章　理筋手法

第一节　诊筋手法

诊筋手法是医者用手在患者的骨、关节、肌肉、肌腱、韧带的劳损、伤痛、反应点部位进行触摸、按压、扭旋、伸屈四种诊断手法，借以了解疾病的原因、病性及其发生、演变、发展变化的各种诊断、治疗方法。在骨伤科、推拿科、针灸科、康复科的检查中，除中医望、闻、问、切四诊外，更重要的是对患者受伤部位进行仔细的手法检查，借以了解受伤情况、判断患者伤势轻重，做出确切的诊断，为进一步正确治疗打下坚实的基础。

一、触摸法

触摸法是医者用手仔细触摸伤处的一种检查方法。《医宗金鉴·正骨心法要旨·摸法》中说："摸者，用手细细摸其所伤之处，或骨断、骨碎、骨歪、骨正、骨软、骨硬、筋强、筋柔、筋正、筋走、筋粗、筋翻、筋寒、筋热，以及表里虚实，并所患之新旧也。先摸其或为跌仆，或为闪挫，或为打重，然后依法治之"。

（一）操作要领

（1）用拇指或拇、食二指轻柔地由远及近，由轻到重地触摸皮肤、筋肉。

（2）一般触摸骨骼多在软组织较薄的骨的表浅部位进行，若伤部筋肉丰厚，须在肌间隙探触。

（二）注意事项

（1）触和摸虽有相似之处，也有不同之点，摸便是用手或指稍加压力摸抚患处，判斯其有无凸凹不平和畸形。

（2）触有接触之意，即用手指轻触皮肤，察其凉热及感觉情况。

（3）可借助某种器具，如棉絮、钝针及竹签轻轻触划肢体某个部位，以察其感觉、运动反应等，从而做出判断，是形伤还是气滞，以及伤势之轻重。

（三）临床应用

触摸法可以诊断筋强、筋柔、筋正、筋走、筋粗、筋翻、筋寒、筋热，以及表里虚实的具体情况，并可以判断所患之伤是新伤还是陈旧性损伤。

二、按压法

按压法是用手指在伤处上、下、左、右、前、后进行按压的一种检查手法，借以了解有无疼痛，并根据疼痛情况，辨别是骨折还是软组织损伤；或用两个手指相辅按压患处，以检查有无波动或漂浮感，用以判断有无积血、积液或积脓。

（一）操作要领

（1）用拇指，或食指和中指，或五指在损伤处上、下、左、右、前、后进行按压、揉摸诊察疼痛点、损伤点以及肿胀情况。

（2）根据疼痛性质，辨别是骨折还是软组织损伤，以及损伤程度，损伤性质。

（3）两个手指相辅轻柔按压患处，以检查手下柔软度，以诊断损伤部位有无积血、积液、积脓或水肿。

（二）注意事项

（1）手法按压时一定要先轻后重，不可突然用力，尤其是骨折、伤筋部位。

（2）手法按压检查或治疗时应先远端，后近端，先轻后重，先浅部按压，后深部按压。

（3）一般手法按压检查部位也是治疗部位，治疗时尽量轻柔，以患者适应为度。

（三）临床应用

按压法是对疼痛性疾病检查和治疗的方法，临床上用于诊断骨折、伤筋、肌肉损伤以及各种疼痛性疾病诊断和治疗。

三、扭旋法

（一）操作要领

医者手持患部，一手持肢体远端，沿肢体长轴扭旋，以测定有无传导痛、旋转受限，或关节活动异常，或局部软组织损伤。

（二）注意事项

扭旋时力度要轻柔，不能突然发力扭旋局部肢体或关节。

有骨折时扭转力度不要太重太猛，以免加重骨折移位和软组织损伤。

（三）临床应用

扭旋法常用于检查关节脱位与筋肉韧带的"筋出槽骨错缝"损伤。临床上，扭旋法也是治疗关节脱位、小关节紊乱、筋出槽、软组织粘连重要复位手法。

四、伸屈法

（一）操作要领

医者一手扶持损伤的相应关节近部，一手握持肢体远端。做相应关节的伸屈活动，以测定关节功能情况，用以判断肢体的损伤性质、范围、程度，借以确定是脱位或是韧带损伤或是粘连状况，还是关节周围骨折的一种检查手法。

（二）注意事项

（1）握住远端的手在伸屈关节时，幅度由小到大，不可突然屈伸。

（2）做伸屈康复复位时，以患者忍耐为度，不可使用蛮力过度伸屈关节或松解粘连。

（三）临床应用

伸屈法在临床上是运动关节手法，可以松解关节或软组织粘连。也常用作关节脱位、关节周围韧带损伤和关节周围或近关节部骨折的检查。用本法检查和治疗前，应先令患者自己做相应关节的主动伸直、屈曲运动，然后根据主动活动情况，再行手法检查或治疗。

第二节　治筋手法

"筋者，束骨利关节也，筋为骨所依，骨为筋所附"（郭宗正《医学笔记》）。筋即肌腱，用于骨节者称筋，包于肌腱外者称筋膜。筋性坚韧，对骨节肌肉等运动器官有约束和保护的功能。刘老遵循平乐郭氏"筋骨并重"理念，认为伤骨必然伤筋，历来把治骨与治筋看得同等重要。

早在200多年以前，郭氏正骨祖师郭祥泰在《益元正骨秘要》中写道，其中就对治筋手法进行了总结和论述，他说："推之操，多使于腰、肋、背及颈项。令其呼或待其呼而施之推，不可递施，故名之曰'呼推法'。因其操法为肌与骨相滑，故而称之为'滑推'也"。郭老师提出："按之操，古名指针，多施于四肢关节，觅痛处而按之，继施滑、进按之，其痛可减""是为下痛之处，其痛重浊，施近穴按之，谓之'移痛'"。

外力侵及人体，造成损伤，轻者仅及皮肉，为肿为疼；重者过筋中骨，而致骨折、脱位：再重者，可连及脏腑，危及生命。然而，不管何种损伤，虽有轻重不同，时间久暂之异，但都或轻或重伴有一定程度的筋肉伤，因而临床上常见大量筋伤患者。故治筋手法是治疗骨伤科疾病的基本手法之一，它通过相应的手法治疗，既能舒筋活血、消肿止痛，又可调理气血、强壮筋骨、通利关节，使损伤肢体恢复正常功能。

一、揉药法

揉药法是传统按摩法和外擦药相结合的一种治疗方法。利用药物行气活血，结合按摩通经活络，使毛窍开放，按摩法和外擦药相结合的一种治疗方法。有利于药物的渗透、吸收，从而充分发挥其药效，二者相辅为用，相得益彰。其中包括粉剂揉药法和液剂揉药法。

（一）操作要领

1.穴位揉药法

穴位是经络在体表气血转运的枢纽通道，通过的相应穴位，进行点穴按摩揉药，并通过药物的渗入，穴位的按揉刺激，可调节脏腑经络的功能，起到活血祛瘀、疏通经络、止痛消肿、强筋壮骨、疏利关节等作用。人体经络内连脏腑，外络肢节，沟通表里内外，贯穿上下左右，是人体气血运行的通道。

2.痛点揉药法

在损伤处局部、反应点、肿痛及瘀血部位，进行揉药治疗，亦可用于陈旧性损伤。如局部软组织扭伤、挫伤、闪腰、岔气、劳损点等敏感点，新伤痛点，陈旧伤点。借助手法按揉将药物渗透到病变点内部，起到疏散淤血水肿，活血化瘀，舒筋通络的作用。

3. 骨关节处揉药法

多用于骨质增生、关节疼痛、关节功能障碍、关节周围软组织劳损或损伤，常作为骨伤疾病、软组织损伤、骨折后遗症的后期疗法，通过按揉法使药物渗透到局部组织，达到舒筋利节、消肿止痛的效果，一般在关节的反应点、疼痛点、劳损点按揉透药治疗。

（二）注意事项

（1）展筋丹的储存，应密封、防潮，避免光线直接照射。

（2）揉药处的皮肤应清净洁并保持干燥。

（3）手法要轻柔，部位要固定，旋圈不宜过大，一般范围以五分硬币大小为宜，否则药物分散，不利于吸收，疗效不佳。

（4）按揉药时，不能上下，左右乱搓动，而要依靠拇指指腹在皮肤上做顺时针方向的旋转按揉摩擦，借助指与皮肤间的摩擦，使毛孔开放，药物渗入。

（5）按揉药点的选择，是根据病情需要，循经取穴或伤处附近取穴，或痛点附近，或关节周围，一般多用于体表的阳侧。

（6）对新伤手法宜轻，配合局部的轻推、轻按；对陈旧伤或筋骨伤的后期治疗，常配合活筋和练功，以促进功能恢复；对急性疼痛，多用循经取穴，或配合点、按、揉、捏等手法。

（7）足底、手掌和瘢痕处，不宜选为揉药点，因局部皮肤粗厚，药物不易渗入。

（8）红肿热痛的热毒聚结，局部皮肤破损，或起有皮疹、水疱者忌用。

（三）临床应用

揉药法是利用手法和药物相结合，可以活血化瘀，疏通经络，行气消肿，理筋止痛，解除痉挛。

凡外伤内伤所致筋膜、肌肉、骨组织、骨关节损伤导致的气血瘀滞、肿胀、疼痛、功能障碍，肢体麻木不仁，筋强筋急、筋挛筋缩、筋弛筋软无力，或筋肉萎缩，或闪扭岔气等，均可采用揉药法治疗。

二、理筋法

理筋法具有活血化瘀、消肿止痛、舒筋活络、宣通气血等作用，其中包括揉推法、捏拿法、推按法和弹拨法四法。

（一）操作要领

1. 揉推法

以指、掌、掌根、小鱼际、四指近侧指间关节背侧突起、前臂尺侧肌群肌腹或肘尖为着力点，在损伤处局部或反应点或肿痛及瘀血部位，进行揉推治疗，亦可用于陈旧性损伤。在治疗部位带动受术皮肤一起做轻柔缓和的回旋揉动，并向周围或上下推动，使皮下组织层之间产生内摩擦推动的手法。其中，根据着力部位的不同，可以分为中指揉推法，拇指揉推法，掌揉推法、掌根揉推法，小鱼际揉推法，前臂揉推法，肘揉推法、拳揉推法等（图4-1）。

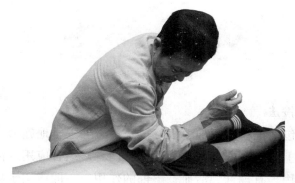

图4-1　肘揉推法

（1）医者可取坐位或站位，沉肩，垂肘，以中指端、拇指端、掌、掌根、小鱼际、前臂尺侧腕屈肌群的肌腹、肘尖部，或手握空拳以四指近侧指间关节背侧突起部着力，按压在患者要治疗的部位。

（2）在肩、肘、前臂与腕关节的协同下，做小幅度的环旋转活动，并揉推走动，并带动患者治疗处的皮肤一起宛转回环，使之与内层的组织之间产生轻柔缓和的内摩擦移动。

（3）前臂揉法，以前臂尺侧肌肉丰厚处着力，手握空拳或自然伸直，通过肩关节小幅环转发力，并借助上身前倾时的自身重力作用，在治疗部位回旋揉推运动，并带动该处皮肤及皮下组织一起运动。

2. 捏拿法

是由拇、食二指和其他四指相对，用力捏拿筋肉较厚的部位，做一紧一松的捏拿动作，有疏通气血、松解粘连及挛缩的作用，适应证同上（图4-2）。

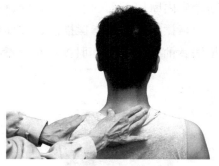

图4-2　捏拿法

3. 推按法

其中包括推和按两种手法。按是对患处垂直地施力；推是在按的基础上向一个方向推移的动作。两者多结合应用，但有时也可单独应用。有理气、活血、解郁的作用。一般应用于新、旧损伤的疼痛及闪腰、岔气、筋肉挛急等。其中又分拇指推按法及手掌推按法两种（图4-3）。

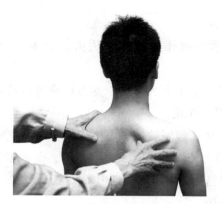

图 4-3　拇指推按法

（1）拇指推按法：适用于面积较小的部位，在患者伤处局部或其周围，做由上而下或由下而上或左右推按动作。

（2）手掌推按法：适用于面积较大，肌肉较丰厚的部位，由一掌或两掌，或两掌相叠，在伤处局部或周围，或沿脊柱两侧由下而上或由上而下，或左右推按。

4.弹拨法

是根据病情以拇指压按食指背部或协同其他手指背部做弹击动作，在患部筋肉走向相横的部位的肉、肌束、肌腱、韧带，类似拨动琴弦的动作（图4-4）。

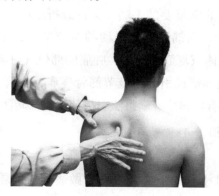

图 4-4　弹拨法

（二）注意事项

（1）揉按时尽量边揉边按，手法由轻到重，新伤不可用重手法。

（2）推按时压力不能太大，可以涂点按摩膏或按摩油，或展筋药酒，起到润滑肌肤作用。

（3）捏拿时要用指腹罗纹面，不能用指甲，以免损伤皮肤。

（4）点揉刺激力较强，不宜长时间使用，要根据患者体质、病情和耐受性，酌情选用，并随时观察患者反应，以免发生意外。

（三）临床应用

理筋法具有放松肌肉，开通闭塞，活血止痛，理筋整复等功效。

理筋法适用于全身各部位。凡外伤内伤所致筋膜、肌肉、骨组织、骨关节损伤导致的气血瘀滞、肿胀、疼痛、功能障碍，肢体麻木不仁，筋强筋急、筋挛筋缩、筋弛筋软无力，或筋肉萎缩，或闪扭岔气等，对内科疾病如：眩晕、头痛、咳嗽、胃脘痛、肝郁、腹痛、月经不调、中风后遗症等疾病症常用本法治疗。

三、活筋法

活筋法是一种恢复机体生理功能活动的被动性关节活动法，是理筋治伤手法中非常重要的手法。无论骨折或脱位、跌扭伤筋，都适合于活筋治疗。活筋法能使强硬的关节灵活，挛缩的筋肉舒展；筋弛无力的肢体恢复筋肉力量；肿痛的部位气血和顺，肿减痛止；另外，对劳损和痹证引起的肢节筋骨疼痛，也有很好的效果。常用的活筋手法，有伸屈法、牵抖法、拔伸法、摇转法四法。

（一）操作要领

1.伸屈法

伸屈法是通过相应的手法，使关节做适当的伸屈活动，以达到治疗目的。

（1）肩伸屈法：医者半蹲作骑马势，站于患者侧方，将患肢放于医者颈后，使其肘部恰好搭于医者肩上。医者两手围抱患者肩部，缓缓地站起，根据患者肩关节可能外展和前屈的程度，保持在一定的高度，持续2～3分钟，再放松，然后逐渐增大幅度，反复进行，3～5次即可。或一手握肩部，一手握住上臂，对肩关节进行内收、外展的活动（图4-5）。

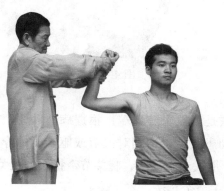

图4-5　肩伸屈法

（2）肘伸屈法：患者与医者相对而坐。医者用一手托住患肢肘部，并将患肢的手夹于医者腋下，另一手放置在患者的肩部，然后做推肩、抬肘动作，使患肢肘关节伸屈活动。

（3）髋伸屈法：患者侧卧位，患侧在上，医者站于其身后。一手握住患侧之踝部，另一手按于其腰部，然后两手协同用力，将患肢向后牵拉，置于腰部之手同时向前推按，似拉弓状，如此一拉一放，可重复操作数次，然后向前屈曲活动。

（4）膝伸屈法：患者取仰卧位，两下肢伸直放松。医者站于患侧，以一手托住患肢小腿，使其小腿搁在医者前臂上，另一手夹住其膝关节上方，使患肢做屈膝屈髋伸膝运动，然后医者两手协同用力抬时做伸膝运动，即托扶小腿之手，做抬时动作，置于膝关节之手做向后推膝动作，使其膝关节伸直，并同时使患肢上举。患肢上举的幅度，以病情以及患者能忍受的程度为参考依据（图4-6）。

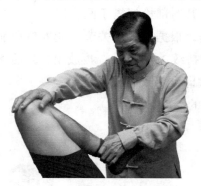

图 4-6　膝伸屈法

2. 牵抖法

牵抖法是牵拉患肢远端，根据病情需要，轻柔地或大力地或迅猛地抖动患肢，以达到对关节或躯干的治疗作用。可分为肩关节牵抖法、肘关节牵抖法、腕关节牵抖法和踝关节牵抖法。

（1）肩关节牵抖法

①肩外展牵抖法：患者取坐位，肩关节放松。医者站于患者肩部外侧，一手掌按住其肩部为支点，另一手握住其肘部（或者用前臂托住患肢的肘部），做患者肩部外展运动，至90°时，两手协同用力，做肩关节外展牵拉法，然后双手握住腕部，进行牵拉抖动（图4-7）。

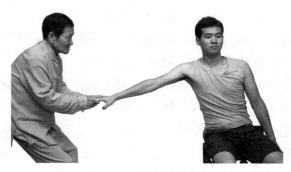

图 4-7　肩外展牵抖法

②肩内收牵抖法：患者取坐位，屈肘关节，将患肢放于胸前。医者站于其后侧，紧靠其背部，稳住其身体，用自己与患者肩部同侧的手扶住患者肩部；另一手托住患肢的肘部做肩关节内收至有阻力时，两手同时运劲做肩关节内收牵拉，然后一手固定对侧肩部，一手牵拉患肢抖动。

（2）肘关节牵抖法：患者取坐位，上肢放松。医者站于其侧后方，用一手扶住肘关节后上方，另一手握住其腕部，反复伸屈肘关节运动，至肘关节伸直到最大限度时，两手同时用力，做相反方向肘部牵拉，并稍加抖动。

（3）腕关节牵抖法：患者取坐位，医者站于其前方，一手握住患者前臂的下端，另一手握住其手掌部，先将腕关节拔伸，在拔伸的基础上再做腕关节的牵拉抖动，或左右侧屈牵拉抖动。

（4）髋关节牵抖法：患者取仰卧位，双手抓住床边，或由助手固定骨盆。医者双手握住患肢的踝部，双脚蹬住床头下横撑，逐渐用力向下拔伸髋关节，并边牵拉边抖动。

3. 拔伸法

拔伸法是医者缓缓用力牵拉患肢使关节伸展，同时，患者应主动配合做患肢的伸展，使患肢向远端舒展。

（1）颈椎拔伸法：包括掌托拔伸法，肘托拔伸法和仰卧位拔伸法三种。

①掌托拔伸法：患者取坐位，医者站于其后。医者以双手拇指端和罗纹面分别顶按住其两侧枕骨下方乳突或风池穴处，两掌分置于两侧下颌部以托挟助力。前臂压肩然后掌指及臂部同时协调用力，拇指上顶，双掌上托，缓慢地向上拔伸1～2分钟，以使颈椎在较短时间内得到持续牵引拔伸（图4-8）。

②肘托拔伸法：患者取坐位，医者站于其后方，以一手扶于其枕后部以固定助力，另一侧上肢的肘弯部托住其下颊部，手掌则扶住对侧颜面以加强固定。托住其下颌部的肘臂与扶枕后部一

手协调用力，向上缓慢地牵引拔伸1～2分钟，以使颈椎在较短的时间内得到持续的牵引拔伸。

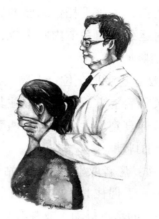

图4-8　颈椎拔伸法

③仰卧位拔伸法：患者取仰卧位，医者坐于其头端方凳上。以一前臂托扶其枕后部，手掌推对侧肩部，另一手扶托下额部。双手臂协调施力，向其头端缓慢拔伸牵拉，拔伸时间可根据病情需要而定，使颈椎得到持续的水平位牵引。

（2）肩关节拔伸法

①肩关节上举拔伸法：患者坐于低凳上，两臂自然下垂。医者立于其身体后方，以一手托握患者肩部侧上臂抬起，至120°～140°时，以另一手握住其前臂近腕关节处，双手协调施力，向上缓慢地拔伸，至阻力位时，以钝力持续进行牵引。肩关节上举拔伸法还可于侧卧位时操作。

②肩关节对抗拔伸法：患者取坐位。医者立于其患侧。助手协助固定其身体上半肩部，以两手分别握住其腕部和肘部，于肩关节外展位逐渐用力牵拉。

③肩关节手牵足蹬拔伸法：医者下肢的足跟置于患者腋下，双手握住其腕部或前臂部，徐徐向外下方拔伸。手足协调用力，

使其患侧肩关节在外展位20°左右得到持续牵引，并同时用足跟顶住腋窝与之对抗，持续一定时间后，再逐渐使患者肩部内收，内旋。

④肩关节后伸拔伸法：患者取坐位，患肢自然下垂放松，医者站于其侧方；用自己与患者肩部同侧的手扶住患者肩部，另一手握住其腕部，使患肢后伸、屈时，手背贴于背部缓缓上提至最大限度时，而后沿脊柱向上牵拉拔伸。

（3）腕关节拔伸法：患者取坐位，医者立于其体侧。一手握住其前臂下端，另一手握其手掌部。双手同时相反方向用力，缓慢地进行拔伸，进行持续拔伸牵引（图4-9）。

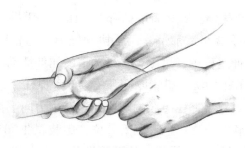

图4-9　腕关节拔伸法

（4）指间关节拔伸法：以一手握住患者腕部，另一手捏住患指关节，两手同时施力，相反方向拔伸。

（5）腰部拔伸法：患者取俯卧位，双手用力抓住床头，或助手双手分别固定患者腋窝部。医者立于其足端，以两手分别握其两踝部，向下逐渐用力牵引。在牵引过程中，一足蹬住床头下横撑，身体上半部应顺势后仰，以加强牵拉伸的力量（图4-10）。

（6）骶髂关节拔伸法：患者取仰卧位，患侧膝关节略屈，会阴部垫一软枕。医者立于足端。以一手扶按其膝部，另一手臂穿过其腘窝后，握住扶膝一手的前臂下段，并用腋夹住其小腿下段，再以一足跟部抵住其会阴部软枕处。然后手足协同用力，将其下肢下方逐渐拔伸，身体亦同时随之后仰，以增强拔伸之力。

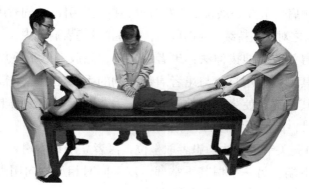

图 4-10　腰部拔伸法

（7）踝关节拔伸法：患者取仰卧位，医者一手握住其患侧的小腿下段，另一手握足掌前部。两手协同施力，向相反方向牵拉拔伸。在牵拉拔伸过程中，可配合进行关节的屈伸活动。

（8）髋关节拔伸法：患者取仰卧位，双手抓住床边，或由助手固定骨盆。医者双手握住患肢的踝部，逐渐用力向下拔伸髋关节。

（9）膝关节拔伸法：患者取俯卧位，患肢屈曲90°，医者站于患侧，用双手握住患者踝部，让助手按住患者大腿后侧下端，向上拔伸膝关节。

（10）踝关节拔伸法：患者取仰卧位，医者用一手托住患肢足跟部，另一手握住患肢的五趾端，两手同时向后用力，逐渐牵拉、拔伸踝关节。

4. 摇转法

摇转法是通过相应的手法，使颈项部、腰部、全身四肢关节沿纵轴的方向摇动旋转或环转活动，或回旋活动，以达到治疗目的。

（1）颈椎摇转法

①坐位颈项部摇转法：患者取坐位，颈项部放松。医者立于其背后或侧后方，以一手扶按其头顶后部，另一手托扶于下颌部，患者取下颌内收位，医者两手臂协调运动，反方向施力，使患者头颈部按顺时针或逆时针方向进行左、上、右、下的环形摇转（图4-11）。

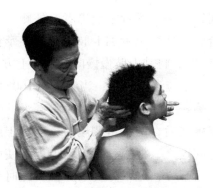

图 4-11　坐位颈项部摇转法

②卧位颈项部摇转法：患者取仰卧位，医者坐于其头端方凳上。以一前臂托扶其枕后部，手掌推对侧肩部，另一手扶托下颌部，下颌内收位。托下颌手使头颈部按顺时针或逆时针方向进行左、上、右、下的环形摇转，托枕后部的手臂进行起伏配合运动。

（2）肩关节摇转法

①托肘摇转肩法：患者取坐位，肩部放松，医者站于其侧，两腿呈马步，身体上半部略为前倾。以一手扶按住肩关节，中指和大拇指分别掐住肩前和肩后，另一手托于其肘部，使其前臂放在医者前臂上，手握住上臂。然后手臂协同用力，做肩关节顺时针或逆时针方向的中等幅度的环转摇动（图4-12）。

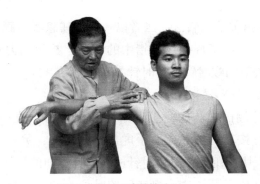

图 4-12　托肘摇转肩法

②大幅度摇转肩法：医者站于患者前外侧，足呈丁字步或弓箭步，两掌相合，挟持住患者侧上肢的腕部，牵伸并抬高其上肢至其前外方约45°时，将其上肢慢慢向其前外上方托起。在此过程中，位于下方的一手应逐渐翻掌，当上举至160°时，即可虎口向下握住其腕部；另一手随其上举之势由腕部沿前臂、上臂滑移至肩关节上部。略停之后，两手协调用力，即按于肩部的一手将肩关节略向下按并固定之，握腕一手则略上提，使肩关节伸展。随即一手握腕摇向后下方，经下方复于原位，此时扶按肩部一手已随势沿其上臂、前臂滑落于腕部，呈动作初始时两掌挟持腕部状态。此为肩关节大幅度摇转一周，可反复摇转数次。

③握臂摇转肩法：在患者取坐位情况下，医者立于其后，一手扶按住同侧肩部，另一手握住其上臂，同时做由前向外、向后下方的中等幅度的环转摇动。

（3）肘关节摇转法：患者取坐位，屈时约45°。医者以一手托握住其肘后部，另一手握住其腕部，使肘关节做顺时针或逆时针方向环转摇动。

（4）腕关节摇转：患者取坐位，掌心朝下，患者食指、中指、无名指和小指并拢。医者以一手握其腕上部，另一手握其并拢的四指，在稍用力牵引的情况下做腕关节的顺时针和逆时针方向的摇转运动。

（5）掌指关节摇转法：医者以一手握住患者一侧掌部，另一手以拇指和其余四指握捏住五指中的一指，在稍用力牵伸的情况下做该掌指关节的顺时针或逆时针方向的摇转。

（6）腰部摇转法

①仰卧位摇腰转法：患者取仰卧位，两下肢并拢屈髋屈膝。医者双手分按其两膝部或一手虎口打开锁膝，另一手虎口打开锁住双踝部，协调用力，做顺时针或逆时针方向的摇转运动。

②俯卧位摇腰转法：患者取俯卧位，两下肢伸直。医者一手

按压其腰部，另一手臂托抱住双下肢膝上，做顺时针或逆时针方向的摇转。摇转其双下肢时，按压腰部的一手可根据具体情况施加压力，以决定腰部被带动摇转的幅度。

③站立位摇腰转法：患者取站立位，双手上伸直扶墙，医者半蹲于侧，以一手扶按于其腰部，另一手扶按于脐部，两手臂协调施力，使其腰部做顺时针或逆时针方向的摇转运动。

④滚床摇转腰法：患者坐于治疗床上，以双手臂环抱膝关节，医者立于其侧方，一手臂抱住患者后背，一手抱住膝关节小腿部，双手锁定，医者用力进行前后缓慢摇转。

（7）髋关节摇转法：患者取仰卧位，一侧屈髋屈膝，医者一手扶按其膝部，另一手握其足踝部或足跟部，将其髋、膝屈曲的角度均调整到90°，然后两手协调用力，使髋关节做顺时针或逆时针方向的摇转运动。

（8）膝关节摇转法：患者取俯卧位，下肢伸直放松，以一手托扶按其屈曲侧下肢的腘窝部，另一手握其足踝部或足跟部，按顺时针或逆时针方向环转摇动（图4-13）。

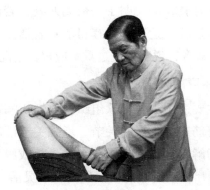

图4-13　膝关节摇转法

（9）踝关节摇转法：患者取仰卧位，下肢自然伸直。医者坐于其足端，用一手托握起足跟以固定，另一手握住足趾部，在稍用力拔伸的情况下做顺时针或逆时针方向的环转摇动。

以上各种手法根据需要，可以单独应用，也可数法协同应用，在施行手法的过程中，可以配合助手固定患肢，或做反向牵拉。

（二）注意事项

（1）施术之前要先用其他手法进行放松。

（2）不可超越人体关节生理活动范围进行摇转，应在正常生理活动范围内。

（3）不可突然快速摇转，力量由轻到重，幅度由小到大。

（4）对于习惯性关节脱位者、骨折等病症禁用摇法。

（5）对椎动脉型、交感型颈椎病慎用摇法。

（6）大幅度摇肩法在操作时要使手臂紧贴身体旋转，医者的身体与步法要紧密配合肩部的环转运动。

（7）活筋法可每日进行1次，每个关节活动5～10次，应先轻后重，再轻收功。

（8）每次活筋达到患者的最高耐受程度。可根据每次治疗时患者的反应，调整手法的轻重。即每次活筋后，若患者立即感到轻快，病情有所好转，即说明手法恰到好处；若活筋后没有一定反应，说明手法过轻，达不到治疗目的；若活筋后病情加重，经过休息仍不能缓解者，说明手法过重，应根据情况加以调整。

（三）临床应用

摇转法主要适用于各种软组织损伤性疾病及运动功能障碍等病症。具有舒筋通络、滑利关节、增强关节活动功能的作用，有时还有一定的解除粘连的作用。无论骨折或脱位、跌扭伤筋，都适于活筋法治疗。活筋法能使强硬的关节灵活，挛缩的筋肉舒展；筋弛无力的肢体恢复筋肉力量；肿痛的部位气血和顺，肿减痛止；另外，对劳损和痹证引起的肢节筋骨疼痛，也有很好的效果。

四、舒筋法

舒筋法常用于以上三法之后，用以导引、疏通周身的气血，通经活络，其中包括摩擦法、平推法、搓揉法、拍击法四法。

（一）操作要领

1.摩擦法

医者用食、中、无名指指面或大鱼际肌腹或手掌面，着力于一定治疗部位，或损伤处局部、或反应点、或肿痛及瘀血部位，进行摩擦治疗，亦可用于陈旧性损伤（图4-14）。

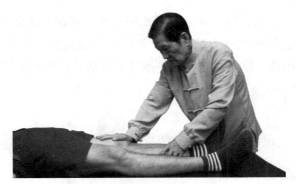

图 4-14　摩擦法

（1）医者取坐位，沉肩，垂肘，前臂旋前，掌面朝下。掌摩时，腕略屈以全掌按放在治疗部位进行摩擦活动；指摩擦时，屈腕约160°，手掌抬起，四指并拢以其掌面着力，为四指摩擦；或以食、中、无名指掌面着力，称三指摩擦。鱼际摩擦时，四指自然伸开，腕略屈，拇指与第1掌骨内收，以隆起之大鱼际肌肌腹着力摩擦。作用于治疗部位，以上臂的主动运动，带动手做上下向或左右向的直线往返摩擦移动，不得歪斜。更不能以身体的起伏摆动去带动手的运动。

（2）摩擦时往返距离要拉得长，而且动作要连续不断，如拉锯状，不能有间歇停顿。如果往返距离太短，容易擦破皮肤；当动作有间歇停顿，就会影响到热能的产生和渗透，从而影响治疗效果。

（3）压力要均匀而适中，以摩擦时不使皮肤起皱褶为宜。也可沿圆形轨迹做顺时针方向的旋摩运转（顺摩），做逆时针方向摩动（逆摩）时，肩臂的环转方向相反。周而复始，频率应平稳适中。

（4）施法时不能操之过急，呼吸要调匀，千万莫进气，以伤气机。

（5）摩擦频率一般每分钟100次。

2. 平推法

医者用手指、掌、拳、前臂或肘等部位贴附于患者受术部位，做单方向直线移动的方法，称平推运法。根据操作部位不同又分别称指平推法、掌平推法和肘平推法。本法是推油术常用手法（图4-15）。

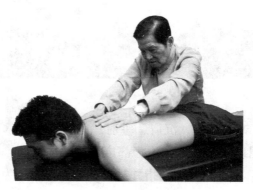

图4-15　平推法

（1）患者肩及上肢放松，医者着力部位要紧贴患者体表的治疗部位。操作向下的压力要适中、均匀。压力过重，易引起皮肤折叠而破损。用力深沉平稳，呈直线移动，不可歪斜。推进的速度宜缓慢均匀，每分钟50次。

（2）临床应用时，医者常在施术部位涂抹少许介质，使皮肤有一定的润滑度，利于手法操作，防止破损。

3. 搓揉法

医者用双手掌面夹住患者肢体，做交替或往返搓揉，形如搓绳，称为搓揉法。分为搓肩部、搓上肢、搓下肢、搓胁部、搓背腰部五种。

（1）医者搓肩关节，患者取坐位，肩臂放松自然下垂。医者双下肢马步位，然后双掌如抱球样相对用力做顺时针方向回环搓揉10~20次。

（2）医者搓上肢，患者的体位同上，双手挟持住患侧上臂做一前一后的交替搓揉，并渐渐下移由前臂至手腕，再快速由腕部向上至腋部。如此往返搓揉3~5遍。

（3）医者搓胁肋部，患者取坐位，医者位于其后，用双手自腋下挟持患者胸廓的左右两侧，相对用力做一前一后的交替搓揉，沿胁肋搓至髂嵴上；如此做自上而下的单向搓揉移动。一般搓3~5遍。用于胸胁迸伤、肝气郁结。

（4）医者搓下肢，患者取仰卧位，下肢微屈，医者用双手挟持住大腿的内外侧（或前后侧），相对用力做一前一后的交替搓揉，经膝、小腿至踝部，再由踝、小腿、膝、大腿，如此往返3~5遍。

（5）医者搓背腰，患者取坐位或俯卧位，医者位于其后，双手放置上背部做呈水平状的搓揉动作自上而下至下腰部，再上下往返搓揉3~5遍。

4. 拍击法

医者五指并拢且微屈，以前臂带动腕关节自由屈伸，指先落，腕后落；腕先抬，指后抬，虚掌拍打体表治疗部位，或损伤处局部、反应点、肿痛及瘀血部位，进行摩擦治疗，亦可用于陈旧性损伤。可单手操作，也可双手交替操作，拍击体表后立即"弹起"，力量均匀适中，富有节律（图4-16）。

（1）掌拍击法：医者手指微屈，腕略背伸，以掌着力，有弹性、有节律地击打患者体表。

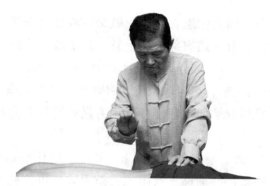

图 4-16　拍击法

（2）侧击法：医者五指伸直分开，腕关节伸直，以手的尺侧（包括第5指和小鱼际）着力，双手交替有弹性、有节律地击打患者体表。也可两手相合，同时击打施治部位。

（3）指尖击法：医者两手五指屈曲，以指端或罗纹面着力，有弹性、有节律地击打患者治疗部位。

（4）拳击法：医者以拳面、拳背、拳心、拳眼有弹性地击打患者的体表。

（5）桑枝棒击法（其他棒也可）：医者手握拍打棒的手柄，有弹性、有节律地击打患者的腰背部及下肢的后侧。

（二）注意事项

（1）在施行活筋手法之前，应先以展筋丹、展筋酒或精油按摩病患部，而后活筋，再给中药内服或外用。

（2）根据情况不同，若为肌肉挛缩或关节功能活动受限者活筋时，令患者随医者的手法尽力协同活动；若为肌肉麻痹者活筋时，令患者随医者的手法尽力做抵抗性收缩，与其对抗，这样可以增强肌张力，肌纤维可缩性得到高度发挥，提高疗效。

（3）活筋是在关节运动范围内，用被动活动，达到患者最大忍受度，使肌肉得到最大伸缩，韧带和关节囊得到最大伸展。但患者常有较明显的疼痛，如果用力过大，超过这个限度，必会带来新的损害。如关节僵硬患者，若在全麻下予以暴力活筋，虽当时关节活动范围加大，关节囊的撕裂及骨化性肌炎会给患者带来不良的后果，不久关节僵硬更加严重。肢体受损伤后，由于不进行活动而缺血和贫血，导致肌肉萎缩、功能丧失，可因活筋治疗得到改善。

（4）骨折未愈合、严重软组织损伤的早期、有急性炎症或脓肿者、全身高烧及情况不佳者。

（三）临床应用

通络法具有疏通经络，活血化瘀，理气止痛，松解粘连，促进骨疲劳修复的作用。

通络法治疗软组织损伤，其他原因引起的肌肉及关节疼痛，骨折愈合或脱位复位后遗症，如关节强直、肌肉萎缩、手术后遗症。由其他原因引起的肌肉痿软和关节功能障碍，如小儿麻痹、肩凝、风湿、劳伤等。陈旧性关节活血、脱位或骨折，若选用手法复位，术前必须进行充分的活筋。

五、整复法

整复法为骨伤、推拿、康复常用手法之一，尤其在脊柱整复中使用较多，也是正骨推拿流派主要手法。包括脊柱、骨盆、全身各关节及某些微动关节的整复。筋出槽，是指筋的空间位置变化为主，可伴有形态结构、或功能活动发生了异常改变，清吴谦《医宗金鉴·正骨心法要旨》记载："筋之弛、纵、卷、翻、挛、转、离、合，虽在肉里，以手扪之，自悉其情"。本病则属离位伤筋之疾，可表现为筋强、筋歪、筋走、筋弛、筋纵、筋卷、筋挛、筋转等，既可以作为疾病名，又可作为筋损伤后的病理变化。运动伤中的肱二头肌长头肌腱滑脱，腓骨长短肌腱滑脱都属于中医伤科的"筋出槽"。骨错缝指可动关节和微动关节在外力的作用下发生微动错位而言，多可引起局部疼痛、肿胀和关节活动的受限。历代医家多有论述，《医宗金鉴·正骨心法要旨》中的手法释义指出："或因跌仆闪失，以致骨缝开错，气血郁滞，为肿为痛，宜用按摩法，按其经络、以通郁闭之气，摩其壅聚，以散瘀闭之肿，其患可愈"。这里不但提出了骨缝开错这一名称，而且明确指出了骨错缝的原因和治疗方法。《伤科补要》记载："若骨缝叠出，俯仰不能，疼痛难忍，腰筋僵硬"。《伤科汇纂》记载"大抵脊筋离出位，至于骨缝裂开绷，将筋按捺归原处，筋若宽舒病体轻。"认为伤筋离位也可能导致骨缝裂开，腰筋僵硬，当理筋回复原位，裂开的骨缝随之复位，肢体感到轻松。骨错缝与筋伤是相互的，骨错缝必然导致筋伤，而筋伤如发生在关节部位也可以引起骨错缝。在治疗时也是这样，在纠正了骨错缝之后筋则可自然恢复正常的位置，而使临床症状马上消失。

（一）颈椎扳法

1. 操作要领

（1）颈椎斜扳法：患者取坐位，全身放松，尤其是颈项部放松，背部依靠于椅背，头略前倾或中立位，医者站立于患者侧后方。以一手扶按其头后部，另一手扶托其下颌部，使其患者下颌内收，医者两手协同施力，使其头部连同颈部向一侧旋转，当旋转至有阻力时，随即以"巧力寸劲"，恰好能大于患者阻力的、可控制的、稍增加幅度的扳动，常可听到"喀"的弹响声，可以左右扳动，弹响扳一次即可，不可反复多次扳动，临床上不能刻意追求响声，然后医者双手缓慢将患者颈椎回复到中立位，此法动作幅度不能过大，不熟练者慎用（图4-17）。

（2）坐位颈椎定位旋转扳法：患者取坐位，全身放松，尤其是颈项部放松，背部依靠于椅背，头中立位略前倾，医者站立于患者侧后方，双脚分开站立略与肩同宽，双膝关节微曲。医者以一手拇指顶按住偏外颈椎棘突旁，另一手肘部托住下颌部，手扶对侧颞部，令其慢慢低头、仰头，至拇指下感到有棘突活动，保持这一前屈幅度，双膝为伸直，稍向上拔伸颈椎，用肘部扳动颈椎，使其头部缓慢旋转，当旋转到稍阻力时，以"巧力寸劲"做手法时，恰好能大于患者阻力的、可控制的、稍增加幅度的扳动。常可听到"喀"的弹响声，医者的拇指下亦有棘突弹跳感即可。肘部缓慢将颈椎恢复到中立位。

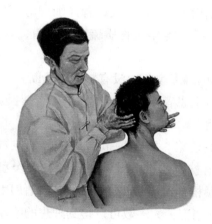

图 4-17 颈椎斜扳法

（3）卧位斜扳法：患者取仰卧位，全身放松，尤其是颈项部放松，医者端坐于患者头后方，一手搭在对侧肩前部，前臂托起患者后头部，另一手托住下颌部，双手协调摇动头部，当颈部放松后。头部转到一侧有阻力感时，边拔伸颈部，边用巧力寸劲扳动颈部，可以听到"喀"的响声即可。

2. 注意事项

（1）医者选择体位以最大限度地发挥手法的稳定性为宜，患者姿势应以最放松、最舒适为度。

（2）医者用力应稍大于患者发出阻力，发力应该能控制，一般扳动角度控制在5°～10°角度为宜，扳动要顺应关节的生理功能，不能超出关节的生理病理功能范围，切忌使用暴力、蛮力，强拉硬扳。

（3）不宜追求弹响，弹响是手法过程中常伴随的现象，不是必须条件。在实际操作中若不能获得这种响声，不要勉强从事，以免使用暴力蛮力，造成不必要的扭伤，带来不良后果。

（4）扳动力度的把握需要从长期的训练和临床实践中获得，人体练习必须在临床带教老师指导下逐渐学会控制手法力度。

（5）扳法操作前一定要掌握患者详细病情，严重的椎动脉型、脊髓型颈椎病禁扳，老年人骨质疏松者慎用，骨关节结核、肿瘤患者禁用。

（6）诊断不明确者慎扳，没有影像学诊断者慎扳，没有经验的操作者对50岁以上患者慎扳，60岁以上患者禁扳。

3.临床应用

扳法有舒筋通络，滑利关节，纠正解剖位置的失常等作用。治疗颈椎病、落枕及颈椎关节紊乱导致各种类型的颈源性疾病。其中椎动脉型颈椎病及脊髓型颈椎病应谨慎使用扳法，恰当掌握手法力度与调整幅度，大多数可以得到理想的临床效果。

（二）胸椎扳法

1.操作要领

（1）扩胸牵引扳法：患者端坐矮凳上，两手十指交叉扣住并抱于枕后部，医者立其后方。医者一脚前半部踩住患者之矮凳上，用足的跖屈调整医者膝关节的高低，以一侧膝部抵住其背部胸椎病变处，两手分别握扶患者两腋部。配合深呼吸，呼气末待胸椎后仰至最大限度时，双手将两腋部向后上方突然扳动，膝部顶住胸椎保持位置不变，常可听到"喀"的弹响声。

（2）抬肩扳胸扳法：患者取俯卧位，全身放松，医者立于胸椎侧凸一侧。一手以掌根抵住病变胸椎的棘突旁，另一手扳住对侧肩前上部，将其肩部扳向后上方，两手协调，深呼气时作相对用力错动，当遇到阻力时，施以"巧力"，做快速的、稍增加幅度的、有控制的扳动，同时，推胸椎之掌根用力向对侧推动，常可闻及"喀"的弹响声以及体会到掌根下错动感（图4-18）。

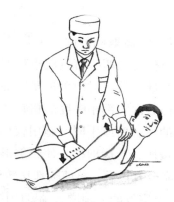

图4-18　抬肩扳胸扳法

操作时配合呼吸，当呼气末期，两手拉开，到达有阻力感，突然加力扳动，稍增大幅度的扳动。

（3）俯卧胸椎冲压法：患者取俯卧位，双手放于身体两侧，医者站于患者右侧。胸前平卧于薄枕上，医者单手或双手重叠，掌根置于隆起的胸椎棘突上，嘱其做深呼吸。

2. 注意事项

（1）发力在呼气末，医者将上半身的体重集中于手掌根部，用有限度的冲压力，可重复2~4次，多数可闻及"喀"的弹响声以及体会到掌根下错动感。用力要短暂，迅速，发力可控，力度适当，以患者能耐受为度，收力及时，中病即止。

（2）老年人骨质疏松者慎用，骨关节结核、肿瘤患者禁用。

（3）膝关节顶推产生疼痛者，可以在病变关节处垫一软垫。

（4）手扳动腋窝产生疼痛时可以让手尽量靠近躯干。

3. 临床应用

扳法有舒筋通络，滑利关节，纠正解剖位置的失常等作用。治疗肩背部酸痛，胸椎关节紊乱导致各种类型的脊源性疾病。

（三）腰椎扳法

1. 操作要领

（1）腰椎斜扳法：患者取侧卧位，在上一侧的下肢屈髋曲膝，在下一侧的下肢自然伸直，两手自然放于腹部及胁肋部。医者以一肘或手抵住其肩前部，另一肘或手抵于臀部。两肘或两手协调相反方向用力，先做数次腰部小幅度的扭转活动。即按于肩部的肘或手同按于臀部的另一肘或手同时施用较小的力使肩部向后下方、臀部向前下方按压，压后即松，使腰部形成连续的小幅度扭转而放松。待腰部完全放松后，再使腰部扭转至有明显阻力位时，施以"巧力"，做一个突发的、稍增大幅度的快速扳动，常可闻及"咯咯"的弹响声（图4-19）。

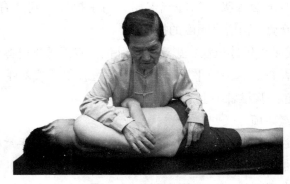

图4-19　腰椎斜扳法

（2）腰椎定点旋转扳法：患者取坐位，腰部放松，两臂自然下垂。以棘突向右侧偏歪为例。助手位于其左前方，用两下肢夹住其膝关节，两手按压于左下肢股部以固定骨盆，医者马步站立于其后侧偏左方，以左手拇指端顶按于偏歪腰椎的棘突右侧，右手臂从其右腋下穿过并以右掌按于左肩部。右掌缓慢下压，并嘱其做腰部前屈配合，至医者左拇指下感到棘突活动，棘间隙张开时则其腰椎前屈活动停止并保持这一前屈幅度。然后医者右手臂缓缓地施力，以左手拇指所顶住腰椎偏歪的棘突为支点，使其腰部向右屈至一定幅度后，再使其向右旋转至最大限度，右手继续扳动左肩部，左手拇指则同时用力向对侧拨正偏歪的棘突，两手协调用力，做一增大幅度的快速扳动，常可闻及"喀喀"的弹响声同时拇指下亦有弹跳感（图4-20）。

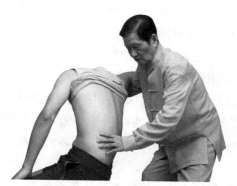

图4-20 腰椎定点旋转扳法

（3）直腰旋转扳法：患者取坐位，两下肢分开，与肩同宽，含胸拔背，腰部放松。医者以两下肢夹住患者的一侧大腿部以固定。一手抵住其一侧肩后部，一手抵住一侧肩前部。然后两手协调施力，旋转患者身体，放松脊椎，当旋转至有阻力时，以"巧力寸劲"，突然快速扳动，常可听到"喀"的弹响声。

（4）直腿抬高扳法：患者取仰卧位，平躺床上，双下肢伸直、放松。医者立于其患侧。将其患侧下肢缓缓抬起，患者小腿部置于医者的肩上，两手扶按其膝关节部，以避免扛扳过程中膝关节屈曲。肩部与两手协调用力，将患肢慢慢扛起，使其膝关节在伸直位的状态下屈髋，当遇到阻力时，略停片刻。为加强腰部神经根的牵拉幅度，可在其下肢上抬到最大阻力位时，以一手握住足掌前部，突然向下扳拉，使其踝关节尽量背伸，可重复扳拉3～5次。

（5）后腰部伸扳法：患者取俯卧位，两下肢并拢。医者肘关节按压于腰部，双手托抱住其两下肢膝关节上方并缓缓上抬，使其腰部后伸。当后伸至最大限度时停留片刻，按压腰部的手用力下按，以"巧力寸劲"。

2. 注意事项

（1）体位选择：医者体位以最大限度地发挥手法的稳定性为宜，患者体位应以放松舒适为度。

（2）扳动要顺应关节的生理功能，不能超出关节的生理病理功能范围，切忌使用暴力、蛮力，强拉硬扳。

（3）扳动过程中不宜追求关节弹响，弹响是手法过程中常伴随的声响，不是必须条件。在实际操作中若不能获得这种响声，不要勉强，以免使用暴力蛮力，造成不必要的扭伤和错位，带来不良后果。

（4）扳动力度和寸劲的把握需要从长期的训练和临床实践中获得，患者精神紧张和肌肉紧张等因素导致无法扳动时可以先让患者放松再扳动，或放弃不扳。

（5）扳法操作前一定要掌握患者的详细病情，严重腰椎间盘突出症、腰椎滑脱、腰椎手术后及老年人骨质疏松者慎用，骨关节结核、肿瘤患者及心脏有支架、腹部装有支架者等禁用。

3. 临床应用

扳法有舒筋通络，滑利关节，纠正解剖位置的失常等作用。治疗腰椎间盘突出症，急、慢性腰肌劳损等。

（四）骶髂关节扳法

1. 操作要领

（1）"4字"压髋法：患者取仰卧位，一腿屈膝小腿压于另一伸直大腿上。医者站立于患侧，一手按压于髂前上棘部，另一手按压对侧膝关节部，双手协调运动，那一边骶髂关节向前移位，以"巧力寸劲"那一侧的手就发力。另一"4字"压髋法：患者取俯卧位，一腿屈膝小腿压于另一伸直大腿后面。医者站立于患侧，一手按压于患侧髂后骶髂关节部（髂骨后移位），另一手固定患侧小腿部，双手协调运动，按压骶髂部的手以"巧力寸劲"突然发力即可。

（2）外展后伸扳法：患者取俯卧位，医者一手按压于其骶髂关节骶部，另一手前臂托抱住患侧下肢的膝上部。两手协调施力，借助身体力量下压骶髂关节部与上抬下肢并举，以"巧力寸劲"，快速后伸扳动大腿。

2. 注意事项

（1）体位选择：应以患者放松舒适为度。

（2）扳动切忌使用暴力、蛮力，强拉硬扳。

（3）扳动过程中没有关节弹响。

3. 临床应用

扳法有整复关节，舒筋通络，纠正解剖位置的失常等作用。治疗骶髂关节紊乱、盆腔炎、不孕症、强直性脊椎炎、急慢性腰肌劳损等疾病。

（五）四肢关节扳法

1. 操作要领

（1）肩关节扳法

①肩关节前屈扳法：以左肩为患侧，患者取坐位，上肢放松自然垂于身体两侧，医者站于患者肩部前外侧，将患侧上臂放于医者内侧前臂上，右手按压患者肩部，左手连同前臂将患臂缓缓上抬，至肩关节前屈有阻力时，略停片刻，以"巧力"做一增大幅度的快速扳动，随即放下。在做扳动之前，为使肩关节尽量放松，常先使患者肩关节做数次小幅度的前屈或做小范围的环转摇

动数次，再做扳动。

②肩关节外展扳法：患者取坐位，上肢放松自然垂于体侧，医者膝关节微曲，半蹲于患者肩部外侧，将患侧上臂的肘关节搭放在医者肩上，双手手指交叉按压患者肩部，从前后方将患者肩部扣住。医者缓缓起立，双手臂协调用力，使其肩关节缓慢外展至有阻力时，继续以缓和力量做一肩关节外展位稍稍增大幅度的扳动。

③肩关节内收扳法：患者取坐位，患侧上肢屈肘紧贴于胸前，手搭扶于对侧肩部。医者立于其身后，医者身体抵住患者背部，以防患者后仰，用一手扶按于患侧肩部以固定，另一手穿过其健侧肩部，托住其患侧肘关节外侧并缓慢向胸前上提，上提时保持肘紧贴胸前，至有阻力时做一稍稍增大幅度的快速扳动。

④肩关节旋内扳法：患者取坐位，将患侧上肢的手和前臂置于腰部后侧。医者立于其身后，一手按顶推其患侧肩部以固定，另一手握住其腕部将患肢前臂沿其腰背部缓缓上抬，至有阻力做一较快速、有控制、小幅度上抬其小臂的动作。

⑤肩关节上举扳法：患者取坐位，双上肢放松自然下垂身体两侧。医者站立于其患侧后方，用一手握住患侧前臂近腕关节处，将其上肢自前屈外展位缓缓上抬，用另一手握住其前臂下段，双手协调用力，向上逐渐牵拉上抬，至有阻力时做一较快速、有控制地向上牵拉扳动。

（2）肘关节扳法：患者取仰卧位，上肢平放身体一侧。医者站于患侧，用一手托握住其患肘关节上方，另一手握前臂远端，先将肘关节做缓慢地屈伸和摇动，以使肘关节充分放松，然后根据其关节的功能障碍具体情况决定扳法的应用。如肘关节屈曲受限，使肘关节缓慢屈曲，至有明显阻力时，握住前臂的一手持续缓慢用力使肘关节维持屈曲，维持片刻，双手协调用力，做稍快速、小幅度地加压扳动，可以重复做2~3次，随即松手。如关节伸直受限，则以反方向用力扳法。

（3）腕关节扳法

①屈腕扳法：患者取坐位，医者站于患者一侧，一手托住其腕关节上部，另一手握住其手掌部，使其腕关节尽量腕屈。

②伸腕扳法：患者取坐位，医者站于患者一侧，一手托住其腕关节上部，另一手握住其手掌部，使其尽量背伸腕关节。

（4）髋关节扳法

①屈膝屈髋扳法：患者取仰卧位，患侧屈膝屈髋，医者站立于患侧，一手按压于对侧膝关节部，另一手按压患侧膝关节部，分别向胸部或对侧两个方向用力按压，双手协调运动，即以"巧力寸劲"突然发力即可。

②屈膝屈髋外展扳法：患者取仰卧位，患侧屈膝屈髋，医者站立于患侧，一手按压于患侧髂前上棘部，另一手按压患侧膝关节内侧部，向外侧用力按压，双手协调运动，即以"巧力寸劲"突然发力即可。

③髋关节后伸扳法：患者取俯卧位，医者一手固定其骶后髂嵴，另一手前臂托抱住患侧下肢的膝上部向上抬起，以"巧力寸劲"，快速后伸扳动大腿（图4-21）。

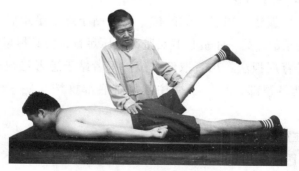

图4-21　髋关节后伸扳法

（5）膝关节扳法

①伸膝扳法：患者取仰卧位，两下肢伸直放松。医者站于患

侧，以一手托住患肢小腿部，另一手按压膝关节上，医者两手相对协同用力，使其膝关节伸直稍抬起。患肢上举的幅度不宜过高，根据病情以及患者能忍受的程度为度。

②屈膝扳法：患者取俯卧位，医者站于患肢侧面，一手握住患肢踝部，另一手放在其腘窝处作为支点，然后使患者膝关节逐渐屈曲，增大弯曲的角度（图4-22）。

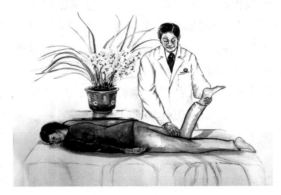

图4-22　屈膝扳法

（6）踝关节扳法

①跖屈扳法：患者取仰卧位。医者站于患者足跟后方，一手托住其足跟部，另一手握住其足趾部按压足背，使其尽量伸直。

②足背屈扳法：患者取仰卧位。医者站于患者足跟后方，一手托住其足跟部，另一手握住其足趾底部推按足底，使其尽量背屈。

2. 注意事项

（1）医者要顺应、符合关节的各自生理结构特点，不可逾越关节运动的生理病理活动范围。关节结构虽然大同小异，但其生理功能差异较大，使用扳法应掌握人体各个关节的解剖和生理特点，符合各关节的运动规律。

（2）老年人有较严重的骨质增生、骨质疏松者慎用或禁用扳法。对于骨关节结核、骨肿瘤患者禁用扳法。

（3）有下列情况者禁止使用：①诊断不明确的脊柱外伤及有脊髓症状体征者禁用扳法。②有骨质病变者，如骨关节结核、骨肿瘤等禁用扳法。③对于四肢关节外伤，骨折未愈合者禁用扳法。④有严重骨质增生、骨质疏松症者慎用扳法。

3. 临床应用

扳法具有舒筋通络，滑利关节，纠正解剖位置的失常等作用，常用于骶髂关节错位及四肢各关节筋伤及外伤后关节功能障碍等病证。骶髂关节前后错位分别使用骶髂关节的仰卧屈膝压法和侧位扳法，四肢关节的功能障碍使用四肢关节的扳法，使用何种扳法视具体功能障碍情况而定。

理筋四手法　　　诊筋四手法

第五章 练功疗法

第一节 理论渊源

练功，古称导引，现代称之为功能锻炼。早在战国时期，《吕氏春秋·古乐》云："筋骨瑟缩不达，故作舞以宣导之。""人既郁于内，腠理滞着而多重腿，得所以利其关节者，乃制为之舞，教人引舞以利导之"。在两千多年前的《黄帝内经》中就有以导引来治病的记录。其治宜导引按跷，故导引按跷者，亦从中央出也"。明·张介宾客注解"导引"时说，导引，谓摇筋骨、动肢节，以行气血也。《一切经音意》给"导引"下了一个定义："凡人自摩捏，伸缩手足，除劳去烦，名为导引。"说明自古以来练习导引是医家用来治疗病在肢体关节而气血不能舒通的重要手段。又如在《庄子·外篇·刻意》中记载有："吹呴呼吸，吐故纳新，熊经鸟申，为寿而已矣。"之后，华佗在"熊经鸟伸"的基础上创编了"五禽戏"，据《后汉书·方术列传·华佗传》记载："吾有一术，名五禽之戏：一曰虎，二曰鹿，三曰熊，四曰猿，五曰鸟。亦以除疾，兼利蹄足，以当导引。体有不快，起作一禽之戏，怡而汗出，因以著粉，身体轻便而欲食。普施行之，年九十余，耳目聪明，齿牙完坚"。

从马王堆汉墓出土的导引图中，可见当时已有运动医疗的雏形，传统的方法有健身功法、按摩、五禽戏（图5-1）、太极拳、八段锦等，有些方法经过发展完善而延续至今，并向世界各地推广。

刘教授提倡手法与练功相结合，即"按跷"与"导引"相结合。他认为手法后结合练功，可收到事半功倍之效，既能巩固、增强手法疗效，长期坚持，还能预防复发。既能解除病痛，又能增强体质，防病治病，保健养生，延年益寿。

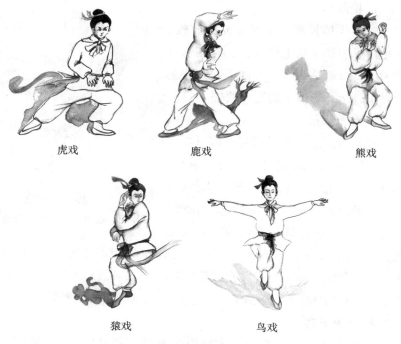

虎戏　　　　　　　　鹿戏　　　　　　　　熊戏

猿戏　　　　　　　　鸟戏

图 5-1　五禽戏

第二节　练功训练

刘教授认为练功疗法应该从两个方面着手：一则是加强医者基本功训练，再则就是正确引导患者进行功能锻炼。

练功分为医者自身的基本功训练和与患者配合的康复功能锻炼。

一、基本功训练

刘教授十分重视手法基本功训练，认为医者既需要强健的体魄、足够的力量，又当有精准的手法、熟练的技巧，否则到施行手法时就出现有心无力，力不从心的情况。强调内练"精、气、神"，外练"筋、骨、皮"，其要领如下。

1. 松静自然

松是指精神和形体两方面的放松，静是指思想和情绪上的安静，并且以自然为法，以舒适为度，方能消除心理上的紧张，达到形体上的充分放松。

2. 意气相随

意是指意念，气是指功能信息。练"气"需先从练肺气入手，即先要调息。调息便离不开意，虽要求自然，但总续意随，逐步控制呼吸运动，随意念活动缓缓进行。到了呼吸自如的程度，才能以意领

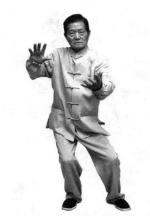

图 5-2　松静自然、意气相随

气，意气相随，意到气到，毫无勉强之意。切不可以意强领，以致产生气滞、气乱。即"出玄入牝，若亡若存"，道教以真土为真意，又有"人之气所从生者，盖蕴于人身之土中而无尽藏也。"之说。

3. 上虚下实

上为末节，下为根节。实则内气充盈，根基牢固，末节虚，则虚火下降，头清目灵。

4. 动静相兼

因为松寓于紧，静寓于动，紧中求松，动中求静。初学不易松、静，可先从练功下手，动静兼练。动与静都是指思想和形体的活动与安静。有时以动为主，有时以静为主，可以灵活掌握。以动为用，以静为养，动静相兼，相得益彰。

5. 内外相合

即神性合为一体，浑然无问，姿势动作蕴含内劲而有神，架姿外虚而内实，一举一动俱轻灵，贯穿一气，浑然一体，达到此种境界实乃领悟真道。

6. 循序渐进、持之以恒

　　练功应专心致志，切忌过于急躁，急于求成，往往会导致火炽、气乱。妙在有意无意之间，无为而无不为。

　　刘教授强调基本功训练，既要练习外力，又要练内劲。认为南拳北腿，搏击擒拿，可以锻炼人的灵巧和力量，太极健身功法可以锻炼人的柔韧和气质。推杠铃练腰腿功，举哑铃练臂力，插沙袋、捏钢球以练习指力。练习时强调"内劲"，要求以意领气，以气生劲，以劲达四肢。局部有否得气感（酸、胀、重等感觉）乃是

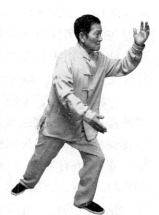

图5-3　循序渐进、持之以恒

衡量练功者是否发挥"内劲"作用的标志，也是取得疗效的关键，"气至效至"即是此理。以使用沙袋练习手力、腕力、指力为例：要求思想集中，呼吸均匀，做到手法柔韧有劲，重而不滞，轻而不浮，刚中有柔，柔中有刚。开始时沙袋可扎紧，较熟练后宜放松，使指法、手法渐趋柔和。同时，医者也须加强手法的练习，反复实践，方可熟能生巧。

二、康复功能锻炼

　　目前，对于四肢骨干骨折（关节内及近关节骨折除外），均采用不固定上下关节的夹缚方法，以利关节活动，防止僵硬。《仙授理伤续断秘方》特别强调："凡曲转（关节），……将绢片包之，后时时运动，盖曲则得伸，得伸则不得屈，或曲或伸，时时为之方可"。对于患者而言的功能锻炼，其思想贯彻"动静结合"的治疗原则，对骨与关节损伤和骨疾病手术后康复有很好的促进作用，它是中医骨伤科的重要疗法之一。临床实践证明，伤肢关节活动与全身功能锻炼对治疗损伤有推动气血流通和祛瘀生新的作用，可改善血液与淋巴循环，促进血肿、水肿的吸收和消散，加速骨折愈合，降低关节僵硬、骨质疏松发病率，有利于功能恢复。刘教授十分推崇"练功十八法"，其动作具有针对性强、活动全面，

形式多样、节拍缓慢、动作连贯、简单易学。其特征是有目的地通过各大关节肌群的柔韧性及力量练习，来改善软组织的血液循环，活跃软组织代谢和营养过程，以防治软组织挛缩、粘连、退行性变化和萎缩，提高运动系统的功能。

"练功十八法"（图5-4）是在我国传统体疗手段和中医学导引术的基础上，依据颈肩腰腿痛的病因病理，整理成的一套防治颈肩腰腿痛及其他疾病的锻炼方法。它由三套共18个动作组成，即第一套防治肩颈痛，见动作（1）~（6）；第二套防治腰背痛，见动作（7）~（12）；第三套防治臀腿痛，见动作（13）~（18）。每套中包括六节动作，每节可做2~4个八拍。练习时应注意动作正确，要用"内劲"，要有得气感，练功要与呼吸配合。动作应逐渐增加，次数由少到多，动作幅度由小到大，锻炼时间由短到长。

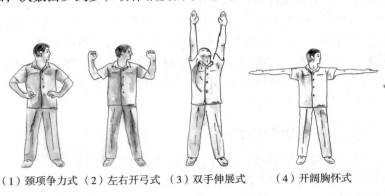

（1）颈项争力式　（2）左右开弓式　（3）双手伸展式　　（4）开阔胸怀式

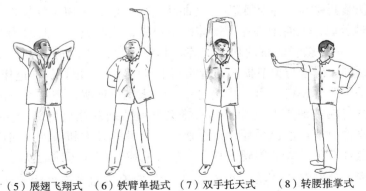

（5）展翅飞翔式　（6）铁臂单提式　（7）双手托天式　　（8）转腰推掌式

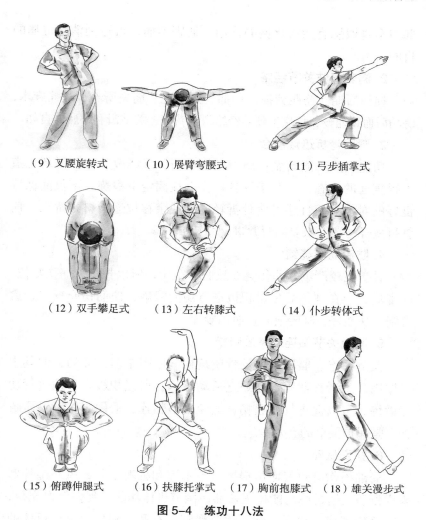

（9）叉腰旋转式　　　（10）展臂弯腰式　　　　　（11）弓步插掌式

（12）双手攀足式　　（13）左右转膝式　　　　（14）仆步转体式

（15）俯蹲伸腿式　　（16）扶膝托掌式　　（17）胸前抱膝式　　（18）雄关漫步式

图5-4　练功十八法

第三节　主要作用及注意事项

一、主要作用

1. 活血化瘀、消肿定痛

由于损伤后瘀血凝滞，络道不通，而导致疼痛、肿胀、局部与全身锻炼有活血化瘀的作用，通则不痛，可达到消肿定痛的目的。

2. 濡养患肢关节经络

损伤后期、筋肌劳损，局部气血不充、筋失所养，酸痛麻木，练功后血行通畅，化瘀生新，经络得到营养，关节滑利，屈伸自如。

3. 帮助骨折迅速愈合

功能锻炼既能活血化瘀，又能生新，既能改善气血循环之道不得宣通的状态，有利于续骨。在夹板固定下锻炼，不仅能保持良好的对位，而且还可使骨折轻度的残余移位逐渐得到矫正，使骨折愈合与功能恢复同时并进，缩短疗程。

4. 防治筋肉萎缩

骨折或较严重的筋伤会导致肢体废用，所以骨折、筋伤复位、固定后，应在评估后尽早积极进行功能锻炼，使筋伤修复快，愈合坚，功能好，减轻或防止肌肉萎缩。

5. 避免关节粘连或骨质疏松

关节粘连、僵硬强直及骨质疏松的原因是多方面的，但其主要原因是患者长期固定和缺乏活动锻炼，所以积极合理地进行功能锻炼，可以促进气血通畅，避免关节粘连，僵硬强直及骨质疏松，是保护关节的有效措施。

6. 扶正祛邪

局部损伤可致气血虚损、营卫不固和脏腑不和，风寒湿外邪乘虚侵袭。通过练功能扶正祛邪，调节机体功能，促使气血充盈，肝血肾精旺盛，筋强骨健，关节滑利，有利于损伤及整个机体的全面恢复。

二、注意事项

1. 内容和功能强度

确定练功内容和运动强度，制定锻炼计划，首先应辨明病情，对患者的预后工作做出规划，应因人而异，因病而异，根据伤病的病理特点，在医护人员指导下选择适宜各个时期的练功方法，尤其对骨折患者更应分期、分部位对待。

2. 动作要领及练功目的

正确指导患者练功，是取得良好疗效的关键之一。要将练功的目的、意义及必要性对患者进行解释，使患者乐于接受，充分发挥其主观能动性，加强其练功的信心与耐心，从而自觉地进行积极的锻炼。

（1）上肢练功的目的：人类双手极其灵巧，上肢的其他结构都是手部活动的辅助装置，肩、肘、腕以及手部各关节的复杂连接，各肌群的力量、灵敏与高度协调，以及整个上肢的长度，都是为了使双手得以充分发挥其功能。大多数患者在上肢骨与关节损伤后会遗留不同程度的肢体运动功能障碍，给基本日常生活带来很大不便，如穿衣、进餐、个人卫生等方面。主要原因是由于损伤和肢体制动引起的关节粘连、肌肉萎缩、软组织硬化、瘢痕挛缩、骨关节畸形等。而练功疗法就是针对这些问题，凡上肢各部位损伤，均应注意手部各指间关节、指掌关节的早期练功活动，采取各种积极有效的方法，起到减轻功能障碍程度，改善和恢复肢体功能的作用。因此，上肢骨折后功能康复的主要目标是恢复上肢关节的活动范围，增强肌力，维持和恢复手部动作的灵活性和协调性，从而恢复日常生活能力与工作能力。

（2）下肢练功的目的：主要目的是恢复负重和行走功能，保持各关节的稳定性。

（3）脊柱练功的目的：分为单纯脊柱骨折与合并脊髓损伤的脊柱骨折，前者主要目的是为预防并发症（如深静脉血栓）、减少后遗症（如关节僵硬）、促进骨折愈合、改善功能（局部和整体功能）；后者主要目的是为预防和减少脊髓功能进一步损害、预防并发症的发生、最大限度地利用所有残存的功能，尽可能地在较短时间内使患者重新开始自理生活并重返社会。

（4）练功可大致分为三个阶段：

第一阶段：被动活动，静力收缩，促进消肿；

第二阶段：不负重情况的活动度训练和肌力练习；

第三阶段：负重情况的活动训练与肌力练习，并增加步行和平衡能力训练。这些方式不是一成不变的，需要注意因人而异、循序渐进、持之以恒、患者主动参与和全面锻炼等原则。

3.循序渐进

严格掌握循序渐进的原则，防止加重损伤和出现偏差。其中尤其须注意脊柱、脊髓损伤术后患者，相关研究指出被动运动过于剧烈导致软组织损伤时易出现异位骨化，在受损水平以下，局部出现红、肿、热，有的患者感觉疼痛或伴全身低热时须加以鉴别。脊髓损伤后患者防治措施主要有：活动患者的关节时，应注意动作轻柔；若确定发生异位骨化，运动训练应避免造成疼痛，以免加重病情。故练功时动作应逐渐增加，次数由少到多，动作幅度由小到大，锻炼时间由短到长。

4.随访

定期复查不仅可以了解患者病情和功能恢复的快慢，还可以随时调整练功内容和运动量，修订锻炼计划。

5.其他

练功时应思想集中、全神贯注，动作缓慢。练功次数，一般每日2~3次。练功过程中对骨折、筋伤患者，可配合热敷、熏洗、涂擦外用药水、理疗等方法。练功过程中，要顺应四时气候的变化，注意保暖。

第四节　各部位主要练功方法

一、颈部

可取坐位或站立，站时双足分开与肩同宽，双手叉腰进行深呼吸并做以下动作：

1. 前屈后伸法

吸气时颈部尽量前屈，使下颌接近锁骨柄上缘，呼气时颈部后伸至最大根度，反复6~8次。

2. 左右侧屈法

吸气时头向左屈，呼气时头部还原正中位，吸气时头向右屈，呼气时头还原，左右交替，反复6~8次。

3. 左右旋转法

深吸气时头向左转，呼气时头部还原正中，深吸气时头向右转，呼气时头还原正中。左右交替，反复6~8次。

4. 前伸后缩法

吸气时头部保持正中位，呼气时头部尽量向前伸，还原时深吸气，且头部稍用颈后缩。注意身体保持端正，不得前后晃动，反复伸缩6~8次。

二、腰背部

1. 前屈后伸法

双足分开与肩同宽站立，双下肢保持伸直，双手叉腰，腰部做前屈、后伸活动，反复6~8次，活动时应尽量放松腰肌。

2. 左右侧屈法

双足分开与肩同宽站立，双上肢下垂伸直，腰部做左侧屈，左手顺左下肢外侧尽量往下，还原。然后以同样姿势进行右侧屈，反复6~8次。

3. 左右回旋法

双足分开与肩同宽站立，双手叉腰，腰部做顺时针及逆时针方向旋转各1次，然后由慢到快，由小到大的顺逆交替回旋6~8次。

4. 五点支撑法

仰卧位，双侧屈肘，屈膝，以头、双足、双肘五点左支撑，双掌托腰用力把腰拱起，反复多次。

5. 四点支撑法

以后逐步改用双手及双足支撑，全身后伸腾空如拱桥状，此时练功难度较大应注意练功安全，防止意外受伤。

6. 三点支撑法

应逐步过渡到仅用头顶及双足支撑，全身呈弓形撑起在伤后2～3周内达到此种要求。

7. 飞燕点水法

俯卧位，双上肢靠身旁伸直，把头、肩并带动双上肢向后上方抬起，或双下肢直腿向后上抬高，进而两个动作合并，同时进行成飞燕状，反复多次。

三、肩肘部

1. 前屈后伸法

双足分开与肩同宽站立，双手握拳放在腰间，用力将一上肢向前上方屈伸，用力收回，左右交替，反复多次。

2. 内外运旋法

双足分开与肩同宽站立，双手握拳，肘关节屈曲，前臂旋后，利用前臂来回化圆圈做肩关节内旋和外旋活动，两臂交替，反复多次。

3. 叉手托上法

双足分开与肩同宽站立，两手手指交叉，两肘伸直，掌心向前，健肢用力帮助患臂左右摆动，同时逐渐向上举起，以患处不太疼痛为度，亦可双手手指交叉于背后，掌心向上，健肢用力帮助患臂做左右或上下摆动，以患处不太疼痛为度。

4. 手指爬墙法

双足分开与肩同宽站立，正面或侧面向墙壁，用患侧手指沿墙徐徐向上爬行，使上肢高举到最大限度，然后再沿墙归回原处，反复多次。

5. 弓步云手法

双下肢前后分开，成弓步站立，用健康手托扶患肢前臂使身体重心先后移，双上肢屈肘，前臂靠在胸前，再使身体重心移向前，同时把患肢前臂在同水平上做顺时或逆时针方向弧形伸出，前后交替，反复多次。

6. 肘部屈伸法

坐位，患肘放在桌面的枕头上，手握拳，用力徐徐屈肘、伸肘、反复多次。

7. 手拉滑车法

安装滑车装置，患者在滑车下，坐位或站立，两手持绳之两端，以健肢带动患肢，徐徐来回拉动绳子，反复多次。

四、前臂腕手部

1. 前臂旋转法

将上臂贴于胸前，屈肘90°，手握棒，使前臂做旋前旋后活动，反复多次。

2. 抓空握拳法

将五指用力张开，再用力抓紧握拳，反复多次。

3. 背伸掌屈法

用力握拳，做腕背伸、掌屈活动，反复多次。

4. 手滚圆球法

手握两圆球，手指活动，使圆球滚动，反复多次。

五、下肢

1. 举屈蹬腿法

仰卧，将下肢直腿徐徐举起，然后尽量屈髋屈膝背伸踝，再向前上方伸腿蹬出，反复多次。

2.股肌舒缩法

又称压腿锻炼法、股四头肌静力收缩，患者仰卧或坐起，膝部伸直，做股四头肌收缩与放松练习，当股四头肌用力收缩时，腿下压髌骨向上提拉，股四头肌放松时，髌骨恢复原位，反复多次。

3.旋转摇膝法

两足并拢站立，两膝稍屈曲成半蹲状，两手分别放在膝上，膝关节做顺逆时针方向旋转活动，反复多次。

4.踝部伸屈法

卧位或坐位，足按顺、逆时针方向旋转，互相交替，反复多次。

5.足踝旋转法

卧位或坐位，足按顺、逆时针方向旋转，相互交替，反复多次。

6.搓滚舒筋法

坐位，患足蹬踏圆棒，做前后滚动，使膝及踝关节做伸屈活动，反复多次。

7.蹬车活动法

坐在特制的脚踏自行车上，用足练习踏车，使下肢肌肉及各个关节得到锻炼，反复多次。

刘教授在中医骨伤科手法中有许多被动屈伸旋转关节的手法，练功法中也有许多主动屈伸旋转关节的动作，使两者有机地结合。练功疗法有活血化瘀、消肿定痛，营养伤肢、活利关节，促进愈合、防止萎缩，避免关节粘连、僵硬、防止骨质疏松，扶正却邪，有利于功能全面康复的防止作用。正确指导患者练功还要让患者知道主动活动的准备和补充。主动活动由患者自己掌握，一般不易过分，而被动活动则不易掌握，容易发生问题。同时，刘教授提出"顺重力运动"与"逆重力运动"，前者是为扩大关节活动范围，后者则为增强肌力。为了让患者得以快速了解、学习并掌握适宜自身的功能锻炼方法，刘教授选择了一些形象生动而具有代表性的练功招式，如躯干练功方法：颈项争力式（包括前伸探海、回头望月、金狮摇头等）、叉腰旋转式、仰卧架桥式（包括五点支撑式、三点支撑式）、飞燕点水式、双手攀足式等。上肢练功方法：双手托天式、双臂展翅式、左右开弓式、蝎子爬墙式、玉柱搅海式、烟云缭绕式等。下肢练功方法：蹬空增力式、仰卧举腿式、白鹤摇膝式、双足跷立式等。

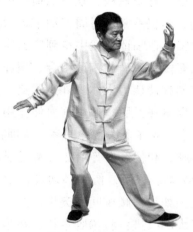

图 5-5 烟云缭绕式

练功十八法

第六章　验案精选

　　刘克忠教授早年毕业于河南洛阳平乐正骨学院，从事中医骨伤科教学、临床、科研65年，在中医正骨手法、理法方药等方面积累了丰富的临床经验，擅治颈椎病、腰椎间盘突出症、骨性关节炎、风湿、类风湿、骨质疏松、软组织损伤等疑难病症。虽然刘教授已84岁高龄，但仍然坚持每周3次门诊，形成颈、肩、腰、腿痛等多种诊疗方案，在临证实践中得到广泛应用。刘教授在临床诊疗中，认为只有做到辨病与辨证结合、病证合参，才能用药精准、手法恰当。刘教授认为人体内外是浑然一体的，损伤在局部，调理在整体，根本在五脏，通过气血使作用达到局部，而调整体必须重视内治法。故在手法之外，多用调理脾胃、通腑泻下、疏肝解郁、温经通脉、和畅气血等治法。特别强调"筋束骨、骨张筋"，认为筋与骨关系密切，伤筋必动骨，动骨易伤筋，在治疗上重视筋骨并重。如治疗腰椎间盘突出症的手法，刘教授在传统的基础上做了很大的改进：将俯卧牵抖放在第一步，充分体现先"松"再"活"后使"巧"的指导思想，所以治疗效果显著而持久。刘教授在临床用药中，除以四诊八纲、辨证论治为原则外，医者要依据损伤者的虚实、久暂、轻重、缓急等不同病情，灵活选择攻下、消散、补养、攻补兼施、消补并用等方法。

一、项痹病

　　项痹病，即颈椎病，是一种由于急性或慢性损伤，致颈椎骨质增生、颈项韧带、椎间盘、肌肉、筋膜等组织发生退行性改变，刺激或压迫颈神经、脊髓、血管或食管等组织而产生一系列症状和体征的疾病。临床根据受压迫程度和部位不同可分为颈型颈椎病、神经根型颈椎病、脊髓型颈椎病、椎动脉型颈椎病、交感神经型颈椎病和混合型颈椎病六种。好发于中老年人，但随着现代生活的发展，人们生活习惯与工作环境的变化，越来越多的年轻人出现了颈项部累及肩或上肢的酸胀、痛麻等不适，大多因其长期姿势不良或职业习惯较差导致的，如长期使用电脑、低头玩手机、伏案学习等这些原因，都严重影响了人们的颈椎健康。"颈椎病"虽为现代医学病名，历史医籍中并无记载，但其相关症状及病症还是可以从中找到，如《黄帝内经》中提到的"颈项痛""颈项强"，《伤寒论》中提到"项背强几几""头项强痛"，《杂病源流犀烛·颈项病源流》中所云："颈项强痛，肝肾膀胱病也，三经感受风寒湿邪，则项强"。因此，颈椎病根据临床表现可归于中医学"项痹病"范畴。项痹病是指感受风寒湿邪，痹阻经脉，或因正虚劳损，筋脉失养，或因跌仆外伤，气滞血瘀等因素，导致气血运行不畅，经络不通，主要以颈项背部疼痛、麻木，可连及上肢、肩部，可伴头晕头痛、手指麻木、甚则下肢瘫软乏力等为主要临床表现的一类疾病。

（一）病因病机

在中医学理论中，我们通常认为项痹病的病因病机相对复杂，有外感邪气、劳损、外伤、年老体衰或先天因素等诸多因素。

1. 风寒湿痹阻

风寒湿邪既是引起项痹病的直接原因，也是诱发因素。《素问·至真要大论》云："诸疼项强，皆属于湿"。又如《素问·痹论》云："风寒湿三气杂至，合而为痹"。外感风寒湿邪，客于筋脉，留注于经络关节，使得经气不合，脉络痹阻，气血运行不畅，而致颈项肩背部疼痛、麻木。若风邪偏甚，风行善变而数动，故痛处不定，走行窜痛；若寒邪偏甚，寒性收引凝滞，易伤阳气，故遇寒加重，恶寒发凉；若湿邪偏甚，湿性重浊、黏滞，故患处沉痛、麻木。

2. 痰湿阻络

痰湿既是致病因素，又是病理产物。痰湿阻滞经络、气血，使筋骨、肌肉、关节失于濡养，从而加重颈椎的退变，致强直、麻木、乏力；痰湿上行于头部，上蒙清窍则致头晕、头痛。

3. 气血不和

《杂病源流犀烛》曾云："筋脉之急，由血脉不荣于筋之故也"。《寿世保元·血气论》云："所以得全性命者，气与血也。血气者，乃人身之根本乎"。气血在人体中占重要位置，有着温煦、推动、防御及营养等作用。若气血亏虚，则颈部失于护卫则易受外邪侵袭，失于温煦则畏寒，失于推动则血行不畅致瘀，痛麻不适，失于濡养则筋脉拘急、屈伸不利。

4. 劳损及外伤

急性损伤或慢性劳损都可改变颈椎生理结构的位置及力学结构。《素问》中提到"久视伤血，久卧伤气，久坐伤肉，久立伤骨，久行伤筋"。王肯堂在《证治准绳》中还提到，"颈痛非是风邪，即是气挫，亦有落枕而成痛者……"众多古籍中均表明劳损及外伤也是项痹病发病的重要原因之一。

（二）治则治法

项痹病在中医的临床表现多种多样，有点以疼痛、麻木为主症，有的以眩晕、头痛为主症，有的以痿软、乏力为主症，有的表现为心痛、气喘，还有的表现为胃痛、恶心、呕吐等症状，我们可以根据这些临床症状将常见的项痹病分类，可分为落枕型、痹痛型、痿痪型、眩晕型等类型。

刘教授认为项痹病防治总则：以推拿理筋手法为主，配合中药内服，辅以针灸理疗，功法锻炼维护。

1. 推拿理筋手法

在推拿理筋手法治疗上，首先对患者颈部及其周围软组织施以肌筋膜松解手法为主的广泛松解手法，来一层一层地放松颈项部软组织的紧张感，理顺肌肉纤维的方向；然后对所辨的病位按"面（五区、皮部）、线（七线、经筋循行）"相结合的推拿手法，着重治疗所病的皮部经筋和重点肌肉；接着针对触诊所及的"点（十三穴、激痛点、压痛点）"重点松解，施以按、揉、弹拨等推拿手法使其消散；再然后重复一遍以上颈项部广泛松解手法。

（1）放松手法：揉捏颈项部：患者取俯卧位，医者站于患者一侧或头侧，一手扶其肩部，另一手拇指与其余四指拿揉患者颈项部，沿颈部前后往返移动3～5遍；拿捏斜方肌：患者取俯卧位，医者站于患者一侧，双手分别置于患者双肩，以拇指与其余四指拿其斜方肌，以有酸胀感为度，手法停留1～2分钟；搽揉肩部：患者取坐位屈肘，医者站于患者一侧，自上而下搽揉患者肩部肌肉，手法连贯，力度适中手法停留2～3分钟；拍打项背部：患者取俯卧位，医者站于患者一侧，以虚掌空拳拍打并叩击项背部，拍打时要求动作有节奏，用力轻巧而有反弹感，使患者感觉舒适无疼痛感。

（2）理筋手法：按揉肩井、风池及压痛点：患者取坐位，医者站于患者背侧，分置于患者肩井、风池、压痛点处，以拇指吸定于肩井、风池、压痛点，揉动时手指或大小鱼际、小指掌指关节不移开所接触的皮肤，使该处的皮下组织随指掌轻柔缓和回旋的揉动而滑行，使筋结、硬结处舒缓、柔软，酸胀感缓解为宜，手法停留3～4分钟；弹拨筋结：患者取俯卧位，医者站于患者一侧或头侧，一手拇指置于筋结处，向肌纤维垂直方向拨动，手法以筋结较前消散为宜；拔伸合并摇颈椎：患者取俯卧位，医者坐其头顶，双手轻扶患者头部，双膝抵住其双肩，稍向头顶侧牵拉，做颈椎摇法，使颈椎顺时针或逆时针转动，以患者舒适为宜。

2. 中药内服

内服中药：治颈椎病基本方：葛根、延胡索、桑寄生、鸡血藤、当归各12g，白芍30g，炮山甲、制香附、生甘草各10g。

颈肩臂痛者，重用葛根20g，加桂枝15g，首乌藤30g，丹参

12g；腰腿痛者加川牛膝、苍术各12g，骨碎补、木通各10g；风湿痹痛者重用徐长卿、延胡索各20g；偏瘫气虚者重用黄芪、当归各20g；骨质增生者加寻骨风、桑枝、川牛膝、续断、川芎各15g。

方义：基本方以葛根、延胡索为主药，以解痉止痛、行气活血。重用白芍，以养血敛阴柔肝为主。当归、鸡血藤既能补血、又能活血止痛。桑寄生长于补肝肾、强筋骨，故肝肾不足，腰膝股痛者尤适宜。炮山甲、制香附辅以活血行气止痛之功。生甘草缓急止痛、调和药性。诸药共奏舒筋活络、解痉止痛、补血活血之效。

3. 针灸治疗

医者根据患者的临床症状和体征，根据经络系统辨证分经，明确病位，选取适宜穴位，进行针刺治疗，行手法得气后，留针20分钟，配合红外线治疗仪。

主穴：大椎、颈夹脊穴、阿是穴、天宗、肩井。

方义：大椎是督脉穴，为诸阳之会，针灸可以激发诸阳经经气，通经活络，配合阿是穴，使脉络通畅，通则不通；颈夹脊具有梳理局部气血而止痛的作用；天宗、肩井疏通经气，活络止痛。

配穴：风寒痹阻者加风门、风府、风池祛风通络；血瘀者加膈俞、合谷、太冲活血化瘀、通络止痛；肝肾亏虚者加肝俞、肾俞、足三里补益肝肾、生血养筋；上肢及手指麻痛者加曲池、手三里、合谷、外关、八邪疏通经络、调理气血；肩关节疼痛者加肩髃、臂臑、肩髎"肩三针"通利关节；头晕、头痛、目眩者加百会、风池、太阳祛风醒脑、明目止痛；恶心、呕吐者加天突、内关、合谷调理肠胃；声音嘶哑、吞咽困难者加哑门、扶突、列缺、照海。

4. 功法锻炼

（1）"米"字操：以头顶为笔头，颈为笔杆，反复书写"米"字（前屈、后伸、左右侧屈、左右旋转）每次书写8~10次。

（2）八段锦（摇头摆尾去心火式）：马步站立，双手叉腰，头向一侧摇转，两眼跟随向后瞧，同时臀部向另一侧摆动，通过意念模仿动物摇头摆尾动作，自然呼吸，左右交替进行，重复5~6次，早晚各1次。

（3）五禽戏（鸟戏）：两脚平行站立，双臂自然下垂，两眼平视前方，左脚向前迈一步，右脚随之跟进半步，脚尖虚点地，同时双臂作鸟展翅欲飞状，随之深吸气；呼气时，左腿回落地面，两臂回落腿侧，左右交替进行，重复约5~6次，早晚各1次。

（4）练功十八法：第一套动作（颈项争力式、左右开弓式、双手伸展式、开阔胸怀式、展翅飞翔式、铁臂单提式），每节可做2~4个八拍。练习时应注意动作正确，要用"内劲"，要有得气感，要与呼吸配合，练功时动作应逐渐增加，次数由少到多，动作幅度由小到大，锻炼时间由短到长。

（三）验案精选

沈某，女，61岁，2017年4月7日初诊。

病史：患者5多年来颈项痛常发，肩部紧张，两手有时麻木，7天前出现双下肢乏力，伴走路不稳感。背部酸痛，至上胸部，头晕，颈椎牵引后头晕加重，有腰椎压缩骨折史3年。

体格检查：患者颈项部活动受限，颈椎生理曲度变直，C_5~C_6压痛（+），风池穴处压痛（+），右斜方肌压痛（+），臂丛牵拉试验及霍夫曼征（±），左侧股四头肌力4级，右侧股四头肌力5级，肌张力稍增高，感觉正常。舌淡红，苔薄白，脉沉细。

X线片示颈椎退变，骨质增生，生理曲度变直。颈椎MRI提示：颈椎退行性变，C_5~C_6椎间盘突出，C_5~C_6、C_6~C_7脊髓受压，椎管狭窄，脊髓信号尚无异常。

西医诊断：颈椎病（脊髓型）。

中医诊断：项痹病（脾肾亏虚型）。

辨证分析：脾肾亏虚，本虚标实。

治疗原则：温补肾阳，健脾益气。

处方：葛根20g、延胡索12g、桑寄生12g、鸡血藤12g、天麻10g、白蒺藜10g、牛蒡子10g、杭菊12g、钩藤12g、僵蚕10g、桂枝10g、附片10g、细辛6g、薏苡仁15g、白术10g、生甘草10g，共10剂，水煎服，一日1剂，分2次服用。药渣加桂枝30g、小茴香30g热敷，每日2次，每次10分钟。

二诊：2017年5月14日。患者颈后酸痛，转颈时引及肩部酸胀，以右侧明显。葛根20g、天麻10g、金毛狗脊10g、木香10g、葛根12g、泽泻12g、白茯苓12g、桂枝10g、附片10g、细辛6g、薏苡仁15g、白术10g、生甘草10g，共10剂。药渣加桂枝30g、小茴香30g热敷，每日2次，每次10分钟。

三诊：2017年6月19日。患者两腿力弱改善，走路不稳消失，两侧股四头肌力5级。葛根20g、金毛狗脊10g、当归20g、怀牛膝10g、桂枝10g、丹参10g、淡附片10g、细辛3g、炒白术10g、薏苡仁15g、泽泻10g、生甘草10g，10剂。药渣加桂枝30g、小茴香30g热敷，每日2次，每次10分钟。

四诊：2017年7月18日。患者诉颈项部活动受限改善，疼痛较前明显减轻，但吹空调遇冷后项背部略感僵硬，医者予以理筋手法活血通经、温阳散寒，隔日1次。医者针刺患者的大椎、颈夹脊穴、阿是穴、天宗、肩井、风门、风府、风池，行手法得气后，配合红外线治疗仪留针20分钟。变原方延胡索为20g，加徐长卿20g，共10剂。药渣加桂枝30g、小茴香30g热敷，每日2次，每次10分钟。嘱其每日坚持练功十八法第一套动作（颈项争力式、左右开弓式、双手伸展式、开阔胸怀式、展翅飞翔式、铁臂单提式）。

随访：又治疗3周后复查，患者诸症已除。

按语：脊髓型颈椎病属于"痹"和"痉"两类，《素问·痹论》言："骨痹，是人当挛节也。"即肌肉拘挛失用，与脊髓压迫后脊髓型颈椎病患者肌力下降的体征相同。另外,《温病条辨·痉病瘛病总论》言:"痉者,强直之谓,后人所谓角弓反张,古人所谓痉也。"此与脊髓受压后肌张力增高的临床特征相符合。颈椎病常见于中老年人,为本虚标实之证,脾肾亏虚是据其发病机制,采用固本为主、标本兼治之法。脊髓型颈椎病其病机为"荣气虚,卫气实"之故。《黄帝内经》中强调"荣气虚则不仁,卫气虚则不用",荣卫俱虚则不仁且不用。治疗当以温补肾阳,健脾益气。方中葛根有良好的解肌发表作用,既可使风寒湿邪由表而出,又可收缩和舒张平滑肌而止痛。延胡索辛散温通、活血行气,为止痛佳品,二药共为主药。当归补血活血,可增强延胡索活血祛瘀作用,还可使瘀去而正不伤。白芍敛阴缓急,甘草治筋脉拘急,肌肉挛急之疼痛,鸡血藤养血活血而舒经活络,治风湿痹痛,关节痛,肢体麻木效佳。患者服药后症状明显缓解。同时,在临床治疗中,要强调判断患者脊髓压迫的程度,实施相应的推拿手法,根据患者体质及疾病演化进行及时调整,配合中药内服和外敷,强调后期日常锻炼,以达到较好的疗效。

二、肩背痛

随着现代化发展,人们的生活、工作方式发生改变,长期使用电子产品的不当姿势,空调的普及使身体处于寒凉的环境,导致肩背痛(背肌筋膜炎)患者的数量跟项痹病(颈椎病)一样越来越多,这些都是此病发病率增高的诱因。背肌筋膜炎是以背部软组织肌肉僵硬疼痛为主要症状的非特异性炎症疾病,甚则伴有软组织条索样、结节样改变。此病病因多为长期慢性劳损或外力损伤后治疗不当,导致背部软组织发生炎症反应,充血水肿,长期发展以致肌肉筋膜粘连钙化,疼痛反复发作。背肌筋膜炎迁延难愈,反复发作,严重影响患者生活质量,更甚者可产生焦虑、抑郁情绪,继而反过来引起患者对疼痛感知的放大。

（一）病因病机

背肌筋膜炎在中医学中属"痹证"范畴，亦有"筋粗""筋聚""筋结""背膂筋伤"之称。《医宗金鉴·正骨心法要旨》云："背者，自身后大椎骨以下腰以上之通称也。其骨一名脊骨，一名膂骨，俗呼脊梁骨。"背膂筋伤因此而得名。《黄帝内经》有云："风寒湿三气杂至，合而为痹也。""经筋之病，寒则筋急"背肌筋膜炎的发生与患者长期处于寒冷、潮湿的环境有密切联系。该病病因病机在外则之风寒湿三邪侵袭，加之外伤不愈合或长期慢性劳损，致筋脉拘急挛缩，气滞血瘀，筋脉失养，不通则痛，不荣则痛；在内责之肝肾亏损，不能濡养筋骨。《素问·至真要大论》云："结者散之。"即结聚之病应当消散，故筋聚筋结之病当以调和气血，补虚肝肾，使气血通畅，筋经得到濡养，而筋聚筋结散矣。

（二）治则治法

治则当以活血化瘀，温经通络，祛风除湿止痛，补益肝肾为主，配合针灸、拔罐、手法推拿、功能锻炼等。

1.理筋手法

患者正坐于凳子上，先用按法，再用点穴法取风池、天柱等穴。助手一人站于患者健侧，一手扶肩，一手掌心扶于胸前。医者站于患者患侧，一手拿腕，另一手扶患者肩部。拿腕之手在水平方向上牵引，并用摇法摇肩6或7次。然后医者以膝顶于患者腋窝，和拿腕之手形成对抗牵引，将肩在外展90°位横向拔伸，然后再使肩高举，屈肘内收，使手触及对侧肩部。在屈肘时，使上臂后伸，同时，医者用拿肩部之手的小鱼际肌按压在肩胛骨脊侧缘，用力向前戳按，助手在胸前之手迎之即可。最后拿肩腕之手将上肢向斜上方拔伸，同时，医者拿肩之手虎口张开，用食指及拇指腹用力，沿肩胛脊侧由上向下捋顺。施法时须连贯，可重复2或3次。最后用弹筋拨络法、拿捏舒筋法、捻散拍打法等做结束手法。目的在于舒筋活络、活血通经、缓解肌肉痉挛而减轻疼痛、捋顺肌纤维、防止炎症粘连。每日1次，症状缓解后逐渐减少手法次数。

2.内外用药

治宜用舒筋活络法，内服舒筋活血汤等，外用伤湿止痛膏。

舒筋活血汤(《伤科补要》)

【组成】羌活6g，防风9g，荆芥6g，独活9g，当归12g，续断12g，青皮5g，牛膝9g，五加皮9g，杜仲9g，红花6g，枳壳6g。

【功用】舒筋活络。

【主治】筋络、筋膜、筋腱损伤，为伤筋中期及脱臼复位后调理之剂。

【用法】水煎服，每日1剂，2次分服，每次250ml，7天为1疗程。

3.针灸拔罐

常取曲垣、夹脊穴、天宗、肩中俞、肩外俞、曲池、外关、阿是穴等，注意进针角度和深度、避免发生气胸。取针后在患侧颈肩部及肩胛骨内侧缘给予局部闪罐至皮肤泛红即可。

4.练功疗法

主要是加强项背部锻炼，如做双臂展翅式、左右开弓式、五禽戏、太极拳、八段锦等，锻炼时要注意避免受凉或感冒。

(三)验案精选

赵某，女，55岁，2015年6月12日初诊。

病史：患者背部疼痛10年。患者于2005年开始背痛，每当劳累、受寒时可引起疼痛加重，热敷后背部疼痛明显缓解。患者曾经行手法治疗2次，疗效欠佳。现背痛板滞，后项、肩部牵拉疼痛，甚者痛引上臂，伴畏寒怕冷，无发热恶寒。

体格检查：患者脊柱无明显畸形，T_2 棘突压痛(＋)，左上背部、左菱形肌压痛(＋)，肩肘活动可。舌淡红，苔白腻，脉浮紧。胸椎正侧位片报告示胸椎轻度退变。

西医诊断：背肌筋膜炎。

中医诊断：痹病（风寒湿痹型）。

辨证分析：筋脉受损，瘀阻脉络，不通则痛。

治疗原则：祛风除湿，通经活络。以活血化瘀、温经通络、祛风除湿止痛为主，配合理筋手法、功能锻炼等。

理筋手法：以掌擦法为主。患者取俯卧位，医者洗净双手并搓热保持适当的温度，再在患者背部督脉、足太阳膀胱经涂抹适量的凡士林，以右手掌根沿经络循行的方向在患者背部做来回摩擦。先于督脉操作3分钟；再于足太阳膀胱经操作（其第一、第二侧线距离相近，掌擦时可同时覆盖），左右各3分钟。背部掌擦法共9～10分钟，以患者背部皮肤稍红、透热为度。隔日1次。

处方：葛根20g、芍药10g、防风10g、桂枝10g、白芷10g、桑枝10g、羌活10g、淡附片10g、炒荆芥10g、牛蒡子10g、青风藤15g、细辛3g、鸡血藤15g、制香附10g、地龙10g、生甘草10g。7剂，水煎服，每日1剂，分2次服用。嘱患者每天坚持练功十八法第二套动作（双手托天式、转腰推掌式、叉腰旋转式、展臂弯腰式、弓步插掌式、双手攀足式），每节可做2～4个八拍。练习时应注意动作正确，要用"内劲"，要有得气感，要与呼吸配合，练功时动作应逐渐增加，次数由少到多，动作幅度由小到大，锻炼时间由短到长。

二诊：2015年6月19日。3日来背痛缓解，患者仍感左背痛影响睡眠，须服布洛芬。医者继续理筋手法治疗。予以针刺患者的曲垣、天宗、肩中俞、肩外俞、曲池、外关及局部阿是穴，留针20分钟。药物处方：葛根20g、防风10g、芍药10g、桂枝10g、淡附片10g、炒荆芥10g、牛蒡子10g、青风藤15g、细辛3g、鸡血藤15g、制香附10g、地龙10g、生甘草10g。7剂，水煎服，每日1剂，分2次服用。嘱患者每日继续坚持练功十八法第二套动作（双手托天式、转腰推掌式、叉腰旋转式、展臂弯腰式、弓步插掌式、

双手攀足式）

三诊：2015年7月2日。患者的症状略有好转，但有阵发性发作，左菱形肌隐痛、牵掣痛。不敢跳跃，剧烈运动。医者继续理筋手法及针刺治疗。处方：葛根20g、生黄花15g、桂枝10g、淡附片10g、桑枝15g、白术15g、生薏苡仁15g、片姜黄10g、白茯苓12g、细辛6g、鸡血藤15g、生甘草10g。7剂，水煎服，每日1剂，分2次服用。嘱患者继续坚持每日练功十八法第二套动作功法锻炼。

四诊：2015年7月9日。经治1个月，患者的背痛已减轻很多，防风10g、葛根20g、桂枝10g、附片10g、白茯苓12g、牛蒡子10g、青风藤12g、细辛6g、鸡血藤15g、制香附10g、泽泻10g、生甘草10g，7剂。

随访：每天坚持练功十八法第二套动作（双手托天式、转腰推掌式、叉腰旋转式、展臂弯腰式、弓步插掌式、双手攀足式），每节可做2~4个八拍。练习时应注意动作正确，要用"内劲"，要有得气感，要与呼吸配合，练功时动作应逐渐增加，次数由少到多，动作幅度由小到大，锻炼时间由短到长。练习1个月，患者诉诸症已除。

按语：《伤寒论》有云："太阳病，项背强几几……葛根汤主之"。背肌筋膜炎病变部位为足太阳膀胱经所循行，葛根汤可治之。刘教授善用葛根汤加减（葛根、芍药、防风、白芷、桂枝、桑枝、羌活等）治疗项痹病，也同样可以治疗背痛难忍。因为本案例主要病因病机是肾气虚损，风寒湿邪乘虚而入，结于肌腠之间，久滞不散，加之劳伤过度、扭闪挫跌，复致筋脉受损、瘀阻脉络、不通则痛。治疗以祛风散寒、温经通络为大法同样有效。刘教授此案主要运用擦法，因为擦法是推拿手法中温法的一种，有温振阳气、温通经络的作用。擦法对筋聚、筋结具有松解作用，亦能缓解肌肉紧张，能够促进血液循环，促进组织液的吸收，有利于局部组织损伤的修复。擦法作为一种软组织类手法，依据医者操作部位可以分为小鱼际擦法、大鱼际擦法、掌擦法等。本病例因疼痛部位在背部，肌肉丰厚、病变范围较大，需要施术的线路也较长，故选用掌擦法。其着力点确切，操作时受力面积较大，产生的热量也较大，既可直接作用于所接触的肌肉筋膜组织，又能将摩擦所产生的热量渗透传导至病灶部位。督脉循行于背部后正中线上，而足太阳膀胱经循行于背部后正中线旁开1.5寸、3寸，二者在背部的循行位置正是背肌筋膜炎患者常感背痛板滞、牵拉痛、项背僵痛的所在部位。"经脉所过，主治所及"，在督脉、足太阳膀胱经的循行位置行掌擦法有利于局部组织的修复，降低疼痛感。此外，督脉又称"阳脉之海"，总督一身之阳气，因而掌擦督脉又可提高一身之阳气，抵御外邪的能力也随之增强，如《黄帝内经》中所言"正气存内，邪不可干"。同时，阳气充足可祛除风寒湿之邪，全身气血得以畅通，通则不通，患者的疼痛感随之降低。对于风寒湿型的背肌筋膜炎患者而言，掌擦法配合温针灸治疗，可使经脉疏通、气血调和，达到增强疗效的目的。配合练功十八法第二套动作，重点活动肩颈腰背部，巩固疗效，预防复发。

三、腰（骶、臀、腿）痛

近30年来，随着生活方式、工作方式的变化，腰痛病的发生有年轻化的趋势，在工作生活中，久坐、驾驶、缺乏运动等习惯增加了腰痛在青壮年人群中的发病率。腰（骶、臀、腿）痛是指以腰部疼痛为主要症状的一类病证，《素问·至真要大论篇》曰"腰尻痛"，《素问·脉要精微论篇》曰"腰脊痛"，可以表现在腰部的一侧或两侧，腰痛可以影响到下肢，兼见有下肢痿软无力、麻木、疼痛等症状。与腰（骶、臀、腿）痛相关的西医病名很多，如急性腰扭伤、腰部劳损、腰背部肌筋膜炎、腰椎间盘突出症、腰椎椎管狭窄症、腰椎骨质增生症、腰椎退行性骨关节病、非特异性下腰痛、腰三横突综合征、腰椎滑脱症、骶髂关节扭伤、梨状肌综合征、骨质疏松性胸腰段压缩性骨折等，除此以外，强直性脊柱炎、类风湿关节炎等，也可以腰骶部疼痛为早期、首发症状。

（一）病因病机

在中医学理论中，腰（骶、臀、腿）痛的病因病机相对复杂，可因外邪侵袭而至，或因闪挫跌倒而至，也可由病久失养所致，刘教授认为，腰痛较常见的因素主要是外感风寒湿热等邪气、劳损、外伤、年老体衰或先天因素等，内外因素常相互影响，其中，肾虚常常是关键因素。

1. 气滞血瘀

患者因跌倒闪扑，或因搬运重物，损伤经脉气血；或因体位不正，或久病等因素，导致气血运行不畅，导致腰部经络气机郁滞，或瘀血留着，导致局部疼痛和活动不利。

2. 感受寒湿

久居湿冷环境，或因涉水冒雨、劳汗当风等，导致寒湿之邪侵袭腰部。寒邪凝滞收引，致使筋肉拘急疼痛，活动受限，湿邪粘聚不化，使得经脉阻滞，气血运行不畅，导致腰痛难以痊愈，时发时止。《金匮要略》有云："身劳汗出，衣里湿冷，久久得之。"贪凉处湿，是很多患者不曾自觉的原因。

3. 肝肾不足

先天禀赋不足，或平素劳累太过，或年老体衰，或房室不节，以致肝肾精血不足，无以濡养而发生腰痛。《景岳全书》中强调肾虚与腰痛多发的密切关系，"腰痛之虚证十居八九，但察其既无表邪，又无湿热，而或以年衰，或以劳苦，或以酒色所伤，或七情忧郁所致者，则悉属真阴虚证"。

4. 痰瘀互结

湿邪困遏腰部经络，常常缠绵难愈，久病之后，络脉气血不通，局部瘀血内生，可致痰瘀互结，导致病情顽固，甚则引起局部筋肉失养，从而可见疼痛、活动受限、腰腿痿软、麻木乏力等。

（二）治则治法

腰（骶、臀、腿）痛以腰部疼痛、活动受限、下肢麻木等为常见症状，外感内伤都可以导致腰痛。其病理变化常常变现为肝肾不足为本，感受湿邪、跌倒闪挫为标的特点。临床上根据发病原因、病程长短、症状缓急等，首先区分腰痛病的表里虚实寒热。一般而言，感受外邪所致者多属表、属实，邪气久客，损伤正气者多虚实夹杂，肾气亏虚、年老体衰者，可见虚证为主，虚中夹实的情况。在具体辨证分型上，以寒湿痹阻、气滞血瘀、痰瘀互结、肝肾不足等证型均极为常见。

刘教授提出腰（骶、臀、腿）痛治疗的总体原则是内外兼顾，急则治其标，缓则治其本，腰痛病虚实夹杂证为多，疼痛明显、急性发作者，当以活血行气、理气通络为主，常常采用针灸、推拿手法为主，腰痛缓解后应注重调摄肾精、温寒化湿等方法的应用，以巩固疗效，预防复发，此时应注重中药的应用、生活习惯的改善和必要的功能锻炼相结合。

1. 推拿理筋手法

刘教授结合正骨理论指出，无论是急性腰痛还是慢性腰痛，无论是感受寒湿、跌倒闪扑，还是肝肾不足，腰痛病患者均不同程度存在局部筋出槽、骨错位的现象，因此需要将推拿理筋手法的优势充分发挥出来，必要情况下，要结合正骨整脊手法来恢复腰部筋肉关节的位置和紧张度，恢复腰部的经筋、气血的平衡。在腰部应用推拿理筋手法时，可首先采取俯卧位，在腰骶部、臀部等区域，结合触诊，对紧张的肌群采取揉按放松的手法，逐步缓解局部的拘挛僵硬，再针对气海俞、大肠俞、腰眼、上髎、次髎等穴位处的痛点重点松解，手法由轻渐重，力度逐步深入到痛点深处，甚或根据腿部疼痛、麻木等情况，激发出向下放射感，然后在俯卧位、仰卧位上采用活动关节类手法，摇摆、拉伸腰骶、骶髂等处关节，从而充分放松腰部肌肉紧张，恢复腰部关节的位置。对于因闪挫、扭伤、长期姿势不正者，结合腰部正骨整脊手法，如腰椎旋转法、腰骶侧扳法、过伸压盆法等，对腰部腰骶椎关节进行松解和复位，最大程度恢复腰部关节的正常位置。

2. 针灸疗法

对于疼痛显著、发病急促者，医者宜应用针灸疗法来缓急止痛，应用针灸疗法时，主要按照经络辨证结合病因病机、病位深浅等因素来选穴用针，如急性扭伤者，可按照经筋理论，选择三间、手三里等穴为主，结合运动针刺疗法，疼痛部位以中线或紧靠中线处为主，属于督脉腰痛，可以选择后溪、印堂、人中等穴，疼痛部位以脊柱两侧为主，属于太阳经腰痛，可以选择养老、金门、申脉等穴，腰部偏外侧疼痛，属于少阳经腰痛或带脉腰痛者，可以选择外关、阳陵泉、带脉等穴；瘀血明显者，可以在腘窝、委中、委阳处选择迂曲的络脉进行刺络放血，寒湿明显者，可以选足三里、丰隆等穴，或局部阿是穴以火针治疗。刘教授认为，针灸治疗腰痛，方法灵活多变，关键是掌握经络辨证，分清寒热虚实，把握轻重缓急。

3. 中药内服法

无论新久腰痛，刘教授认为，治疗中都应结合中药内服来扶正祛邪、调和阴阳。对于寒湿腰痛者，可以四妙丸为基本方加减，寒湿兼有风邪者，可合蠲痹汤；对于腰痛久痛不愈，血瘀明显者，可以服用逐瘀汤化裁，瘀血兼有风湿者，配伍独活、金毛狗脊、木瓜、蜈蚣等祛风胜湿，兼有肾虚者可配伍杜仲、续断、熟地等补肾壮骨；对于肝肾不足，肾虚腰痛者，根据肾阴、肾阳的偏颇，应用左归丸、右归丸为主方来补肾壮腰，阴阳偏虚不明显者，可用青娥丸来平补。部分患者感受湿邪后，缠绵不愈，蕴而化热，可用四妙丸加减。临床中常见腰痛病慢性患者，腰痛时发时止，病程较长，辨病辨证常见风湿、瘀血、肾虚等因素兼而有之，此时常用独活寄生汤来祛风湿，止痹痛，益肝肾，补气血。

4.腰部练功法

每天坚持练功十八法第二套动作（双手托天式、转腰推掌式、叉腰旋转式、展臂弯腰式、弓步插掌式、双手攀足式），每节可做2～4个八拍。练习时应注意动作正确，要用"内劲"，要有得气感，要与呼吸配合，练功时动作应逐渐增加，次数由少到多，动作幅度由小到大，锻炼时间由短到长。

（三）验案精选

验案一 陈某，男，53岁，2018年12月26日初诊。

病史：患者2个月前无明显诱因出现腰痛伴右腿疼痛，休息时疼痛明显缓解，1月前开始出现右大腿麻木，并逐渐向下延及小腿，影响行走，每当行走约150m时右腿疼痛、麻木加重，休息后上述症状缓解才可继续行走。既往有胃炎病史。

体格检查：患者右臀上部压痛，直腿抬高弱阳性，右足趾背伸肌力可，CT示腰椎管狭窄，L_4～L_5椎间盘突出退变。舌淡红，苔薄白，脉弦细。

西医诊断：腰椎椎管狭窄症。

中医诊断：腰痹病（寒湿痹阻型）。

辨证分析：寒湿阻络，络脉不通。

治疗原则：温经通阳，除痹止痛。

处方：黄芪20g、丹参10g、金毛狗脊10g、桂枝10g、附片10g、蜈蚣1条、地龙10g、炒白术10g、木瓜15g。7剂，水煎服，每日1剂，分2次服用。嘱患者每天坚持练功十八法第二套动作（双手托天式、转腰推掌式、叉腰旋转式、展臂弯腰式、弓步插掌式、双手攀足式），练功时动作应逐渐增加，次数由少到多，动作幅度由小到大，锻炼时间由短到长。

二诊：2019年1月6日。患者服药后行走站立有改善。黄芪20g、天麻6g、当归15g、丹参10g、金毛狗脊10g、葛根15g、桂枝10g、附片10g、蜈蚣2条、地龙10g、细辛6g、鸡血藤12 g、薏苡仁15g、炒白术10g、泽泻10g、甘草10g。7剂，水煎服，每日1剂，分2次服用。

三诊：2019年1月13日。患者原先出现的腰椎管狭窄，间歇性跛行，右臀腿麻木较治疗前明显好转。黄芪20g、丹参10g、当归15g、蜈蚣2条、地龙10g、木香10g、白茯苓10g、甘草10g。7剂，水煎服，每日1剂，分2次服用。

四诊：2019年1月20日。患者诉天冷受凉后腰部冷痛，医者予推拿理筋治疗（采取俯卧位，在腰骶部、臀部等区域对紧张的肌群采取揉按放松的手法，逐步缓解局部的拘挛僵硬，再针对气海俞、大肠俞、腰眼、上髎、次髎等穴位处的痛点及阿是穴进行重点松解，手法由轻渐重，力度逐步深入到痛点深处），同时针刺患者的后溪、环跳、足三里、丰隆，配合红外线治疗仪留针20分钟，局部阿是穴以火针治疗，委中、委阳刺络放血。前方加桂枝10g、附片10g、细辛6g，7剂，水煎服，每日1剂，分2次服用。嘱患者继续坚持练功十八法第二套动作锻炼。

五诊：2019年1月27日。患者行走站立较前改善，受凉后腰部冷痛减轻，近期胃纳稍差，医者继续推拿理筋手法配合针刺及红外线治疗仪治疗、火针治疗、刺络放血。前方加白术12g、薏苡仁15g。7剂，水煎服，每日1剂，分2次服用。嘱患者每日坚持练功十八法第二套动作加叉腰旋转式锻炼。

六诊：2019年2月5日。患者行走站立有所改善，臀腿麻木感明显好转，医者继续推拿理筋手法配合针刺及红外线治疗仪治疗、火针治疗。守前方14剂，水煎服，每日1剂，分2次服用。练功方法同上。

七诊：2019年3月1日。患者行走站立改善明显，腰背受凉后的冷痛感较前明显减轻，近期睡眠稍差，医者继续推拿理筋手法配合针刺及红外线治疗仪治疗、火针治疗。前方加煅龙牡各15g。7剂，水煎服，每日1剂，分2次服用。

八诊：2019年3月9日。患者行走站立较前显著改善，医者继续推拿理筋手法配合针刺及红外线治疗仪治疗、火针治疗。守前方，7剂，水煎服，每日1剂，分2次服用。练功方法同上。

随访：2个月后患者诸症已除，行走自如。

按语： 腰椎管狭窄症是以间歇性跛行、腰腿部疼痛等为临床表现的常见腰腿痛疾病之一，好发于中老年人，其病因不同，症状却相似，或见寒湿阻络型，或见气滞血瘀型，或见肝肾两虚型等。如《杂病源流犀烛》指出："腰痛，精气虚而邪客病也……肾虚其本也，风寒湿热痰饮，气滞血瘀闪挫其标也，或从标，或从本，贵无失其宜而已"。本病属"痹症"、"腰腿痛"范畴，刘教授认为中老年患者的腰椎管狭窄症引起的腰腿痛及神经源性跛行，其证候多责之本虚标实，临床多虚实互见。中年以后，阳气渐衰，肝肾亏虚，筋骨失养，之为本虚。加之劳损和复感风寒湿诸外邪，两因相互作用，日久则气血瘀滞于督脉，阻于络脉，最终导致腰椎管狭窄出现相应临床症状。《诸病源候论，腰背痛诸论》记载："劳损于肾，动伤经络，又为风冷所侵，血气搏击，故腰痛也"。刘教授常从"损伤首重气血"辨证论治腰椎管狭窄症，治法以活血化瘀，行气养血，使气行则血行。除此，刘教授根据疼痛部位多出现在腰部后正中线及两侧，辨经络属督脉和足太阳膀胱经，治宜通督活血。同时，不可攻伐太过，以固培元，扶正祛邪，重视固护补益肝肾。治疗腰椎管狭窄症治法以活血化瘀、祛风通络、补益肝肾、柔肝养血、益气补血为主，在组方中多采用活血化瘀药、祛风湿药、补虚药。刘教授认为腰椎管狭窄患者在出现症状前，多已有肾精肾气亏虚，而后由于各种原因引起马尾神经或神经根受压，缺血水肿，局部气血瘀滞、经络不通，进而出现临床症状。故在临床组方中多用活血化瘀，行气养血之品，同时加补益肝肾，益精填髓的药物，标本兼治，临床效果显著。审症求因，本案乃病体脏气虚损，营卫不足，筋肉弛弱为其本；因虚受邪风寒痹阻，络脉不通其为标。临证时需病因与辨证结合，详辨虚实，辨证选药，局部与整体并重，内外治兼施，以取得良好临床疗效。

验案二 王某，男，61岁，2014年3月3日初诊。

病史：患者腰脊酸痛伴左下肢麻木1周。患者1周前无明显诱因出现腰痛伴左下肢麻木，活动明显受限。胃腹作胀，二便正常，既往有高血压病史，每天饮白酒二三两。

体格检查：患者腰压痛（＋），前俯受限。外院MRI示：$L_4 \sim L_5$ 椎间盘突出，腰椎退行性变，面色晦暗、唇舌青紫，苔厚，脉涩。

西医诊断：腰椎间盘突出症。

中医诊断：腰痹病（气血瘀滞型）。

辨证分析：气血瘀滞，经脉痹阻。

治疗原则：活血祛瘀，通痹止痛。

处方：黄芪20g、党参15g、当归15g、白芍10g、生地10g、川芎10g、柴胡10g、桃仁10g、红花10g、乳香10g、五灵脂15g、羌活10g、秦艽10g、制香附10g、川牛膝10g、地龙10g、炙甘草10g、蜈蚣3条、巴戟天15g、郁金15g、制首乌15g、首乌藤15g。上药14剂，水煎服。每日1剂，分2次服。

处理：

理筋手法：患者取俯卧位，医者在腰骶部、臀部对紧张的肌群使用推拿理筋手法，逐步缓解局部的拘挛僵硬，再针对气海俞、大肠俞、腰眼、上髎、次髎等穴位处的痛点重点松解，手法由轻渐重，力度逐步深入到痛点深处，然后患者取俯卧位、仰卧位，采用活动关节类手法，摇摆、拉伸腰骶、骶髂等处关节，从而充分缓解腰部肌肉紧张，恢复腰部关节的位置。隔日1次。

医者针刺选用后溪、足三里、丰隆及局部阿是穴，并对腘窝委中、委阳处选择迂曲的络脉进行刺络放血。每次针刺得气后留针20分钟，每日1次。

嘱患者每天坚持练功十八法第二套动作（双手托天式、转腰推掌式、叉腰旋转式、展臂弯腰式、弓步插掌式、双手攀足式），练功时动作应逐渐增加，次数由少到多，动作幅度由小到大，锻炼时间由短到长。

二诊：2014年3月17日。患者服药后腰痛、左下肢疼痛渐缓，仍腰膝酸软、下肢麻木，胃纳、二便尚可，苔薄，脉细滑。患者诉汤药味苦难喝，因患者有每天饮白酒二三两嗜好，故配药酒如下：徐长卿、鸡血藤、桑寄生、五加皮、制香附、田三七、黄芪、党参、当归、川芎、牛膝各50g，红花、木香各20g，海马、蛤蚧、海蜇各1对，白酒5kg。制法：将上药切碎或碾成粗末，投入酒内密封浸泡，隔数日震荡1次，约浸至1个月，过滤取汁服。每日30～60ml。继续予以推拿理筋手法及针刺进行治疗。嘱患者每日坚持练功十八法第二套动作（双手托天式、转腰推掌式、叉腰旋转式、展臂弯腰式、弓步插掌式、双手攀足式）。

三诊：2014年5月1日。患者服用药酒后左下肢疼痛显著改善，医者继续以推拿理筋手法治疗，配合针刺及红外线治疗仪治疗。嘱患者继续每日服用药酒30～60ml，每日坚持练功十八法第二套动作（双手托天式、转腰推掌式、叉腰旋转式、展臂弯腰式、弓步插掌式、双手攀足式）。

随访：2周后患者诸症已除，行动自如。

按语： 腰椎间盘突出症是骨科门诊中常见病，其因腰椎间盘纤维环破裂，部分或全部髓核突出，压迫脊神经根或脊髓，从而引起以腰痛伴下肢放射痛为主要症状的疾病，严重者可影响患者的日常生活。临床观察中发现，腰突症以气滞血瘀型和肝肾亏虚型多见，在临床治疗中，除对合并严重腰椎管狭窄症或马尾神经严重损失等症状者应尽快手术治疗外，80%以上的患者可通过中医保守治疗取得较满意的疗效。刘教授指出腰椎间盘突出症的临床症状多以腰痛，下肢疼痛、麻木为主，认为早期气血失和、气血痹阻；中期气虚血瘀、络脉瘀阻；后期气虚血瘀、肾精亏虚。基于以上遣方原则，初诊处方活血祛瘀，通痹止痛效果渐显，怎奈患者嫌汤药味苦难喝，改配药酒续治收功。方中徐长卿具祛风化湿、散瘀止痛、解毒消肿之功。鸡血藤能养血活血而舒筋活络，治风湿痹痛、关节痛、肢体麻木等症状效果好。桑寄生既能祛风湿，又能养血益肝肾、强筋骨。五加皮辛散苦泄、可祛风湿、通经络。制香附疏肝解郁、行气止痛，对风湿阻络、瘀血阻气有较好的治疗效果。田三七具化瘀止血、活血止痛之功。当归即可活血消肿止痛，又能补血生肌。川芎活血行气、祛风止痛，善能通达气血，活血止痛。牛膝性善下行，活血通经，还能补肝肾、强筋骨，善治跌打损伤、腰膝瘀痛。红花活血祛瘀、通畅血脉、消肿止痛，治跌打损伤、瘀血肿痛有较好的治疗效果。血瘀气必滞，气行则血行，木香为行气止痛要药。海马既温肾阳，又活血散结、消肿止痛。蛤蚧有助肾阳、益精血之功效，可单用或配他药浸酒服。海蜇，具清热、化瘀、消积润肠通便、补益强壮之功。综上所述，本方由活血祛瘀、祛风除湿、温经通络等药物为主组成，配白酒引经，共奏活血散瘀，温经通络之功。

验案三 李某，男，45岁，2019年10月8日初诊。

病史：患者腰痛伴下右肢放射痛1天。患者诉因1天前受凉致腰痛，伴右下肢放射性痛及麻木感，呈牵拉样疼痛，步履艰难。休息后无明显缓解。

体格检查：患者腰脊居中，生理曲度可，$L_4 \sim L_5$、$L_5 \sim S_1$椎旁压痛（＋），右侧臀部肌肉萎缩松弛，疼痛沿大腿外侧放射至小腿。双下肢等长，右直腿抬高试验阳性，加强试验阳性，双"4"字试验阴性，双足趾肌力正常，双侧浅感觉无异常。舌红，苔白，脉弦滑。CT检查示：$L_3 \sim L_4$椎间盘膨出，$L_4 \sim L_5$椎间盘向右后突出，$L_5 \sim S_1$椎间盘向左后轻度突出。

西医诊断：腰椎间盘突出症。

中医诊断：腰痹病（痰瘀痹阻型）。

辨证分析：痰瘀痹阻，经脉不通。

治疗原则：温经散寒、活血通络。

处理：

（1）理筋手法：患者取俯卧位，局部点按法、弹拨法，以腰部痛点、腰夹脊及环跳、承扶、殷门、委中、昆仑为主。再用推压法，医者两手交叉，右手在上，左手在下，手掌向下用力推压脊柱，从胸椎推至骶椎。继之用㨰法，从背、腰至臀腿部，着重于腰部，缓解、调理腰臀部的肌肉痉挛。然后用脊柱推扳法，第一步俯卧推扳肩，第二步俯卧推腰扳腿，第三步侧卧推髋扳肩。治疗时间20分钟/次，隔天1次，3次为1疗程。手法完毕后患者即感腰痛及右下肢放射痛减轻。

（2）中药处方：独活10g、桑寄生10g、杜仲10g、牛膝10g、细辛6g、秦艽10g、茯苓10g、肉桂心10g、防风10g、川芎10g、人参10g、甘草10g、当归15g、芍药10g、干地黄10g。7剂，水煎服，每日1剂，分3次服用。

（3）功能锻炼：卧硬床，加强腰背肌功能锻炼，练习燕飞式、拱桥式及"空中自行车"练习。

二诊：2019年10月10日。腰痛及右下肢痛明显好转，直腿抬高试验阴性，加强试验阴性，下地活动仍感不适。

处理：同第一次就诊临床治疗方案。

三诊：2019年10月12日。腰痛及右下肢痛基本消失，直腿抬高试验阴性，加强试验阴性，已能正常下地活动。

处理：同第一次就诊临床治疗方案，嘱患者将中药服完，继续加强腰背肌功能锻炼。

四诊：2019年10月15日。患者诉外出游玩久坐后病情反复，予以理筋手法20分钟/次，隔天1次，3次为1疗程。医者针刺患者后溪、足三里、丰隆及局部阿是穴配合红外线治疗仪得气后留针20分钟，每日1次。守原方，7剂，水煎服，每日1剂，分3次服用。嘱患者加强腰背肌功能锻炼。

五诊：2019年10月20日。患者诉腰痛明显缓解，医者继续理筋手法治疗及针刺配合红外线治疗仪巩固疗效。嘱患者将中药服完，继续加强腰背肌功能锻炼。

随访：患者症状消除后，未再次发病。

按语： 腰椎间盘突出症主要指腰椎退行性病变，外力因素导致髓核突出、压迫神经，出现的腰部疼痛、下肢放射性疼痛等，与慢性劳损具有高度关联，为近年我国社会常见病。传统中医将腰椎间盘突出症纳入到"痹症"、"腰痛"范畴内，认为疾病发病与风寒侵袭、气血不足、经脉痹阻具有高度关联性，以疏通经络、活血化瘀为主要治疗手段。本案例采用中医推拿手法，通过理筋整复，有效改善腰椎失衡，借助推拿点揉等，以缓解局部痉挛，起到舒筋活络、活血化瘀之功效；对于椎间盘突出症，刘教授以手法联合患者功能锻炼再配以相应方剂的方式进行治疗，手法以扳法为主，以滑利关节、复位止痛、舒筋通络、缓解疲劳，配以揉法局部点按，起到温经散寒、活血通脉的作用。并联合燕飞式、拱桥式及"空中自行车"练习锻炼患者腰背肌肌力并提高下肢力量，同时配以中药内服，祛风湿、止痹痛。在治疗腰椎间盘突出症的过程中，刘教授认为要做到手法与练功相合。医者首先要重视自己的基本功练习，避免施行手法时有心无力，或力不从心。同时，也不能忽视患者的功能锻炼。指导患者进行正确的功能锻炼，对骨与关节损伤和骨疾病手术后的康复有很好的促进作用。手法与练功相结合，可收到事半功倍之效，既能巩固、增强手法疗效，长期坚持，还能预防复发，增强体质，防病治病。

验案四 刘某，女，66岁，2018年7月26日初诊。

病史： 患者近日前劳累后出现腰部疼痛，劳动后加重，休息时明显缓解，双下肢无明显疼痛、麻木感。今日感口干欲饮。曾有腰椎间盘突出症病史。

体格检查：患者脊柱无明显畸形，腰部活动可，第三腰椎棘突局部压痛，双下肢肌力正常，左直腿抬高试验60°，右直腿抬高试验70°，加强试验（＋）。舌红，苔黄，脉弦数。

西医诊断：腰椎间盘突出症。

中医诊断：腰痹病（虚实相兼型）。

辨证分析：肝肾不足，气滞血瘀。

治疗原则：补肾清热，活血通络。

处方：黄芪30g、大青叶15g、当归10g、黄柏10g、土茯苓30g、忍冬藤15g、牛膝10g、骨碎补10g、秦艽10g、独活15g、桑寄生30g、胆星10g、全蝎10g、徐长卿15g、姜黄10g、炙甘草10g。14剂，水煎服，每日1剂，分2次服用。嘱患者每天坚持练功十八法第二、三套动作，练功时动作应逐渐增加，次数由少到多，动作幅度由小到大，锻炼时间由短到长。

二诊：2018年8月14日。患者服药后症消，此次坐车后引发腰痛，腰有牵扯感，活动可，棘突稍肥厚，压痛，直腿抬高试验阴性、加强试验阴性，反射存在，舌偏红，脉稍弦数。使用腰部理筋手法（患者取俯卧位，医者局部点按法、弹拨法，以腰部痛点、腰夹脊及环跳、承扶、殷门、委中、昆仑为主。再用推压法，医者两手交叉，右手在上，左手在下，手掌向下用力推压脊柱，从胸椎推至骶椎。继之用擦法，从背、腰至臀腿部，着重于腰部，缓解、调理腰臀部的肌肉痉挛。然后用脊柱推扳法，第一步俯卧推扳肩，第二步俯卧推腰扳腿，第三步侧卧推髋扳肩）治疗时间20分钟/次，隔天1次，3次为1疗程舒筋活络。原方去徐长卿、姜黄，加续断10g、鹿衔草15g、仙鹤草15g。7剂，水煎服，每日1剂，分2次服用。

三诊：2018年8月21日。上方7剂，三七粉30g，分14包，每日2包，分2次冲服。嘱患者每日坚持练功十八法第二套动作（双手托天式、转腰推掌式、叉腰旋转式、展臂弯腰式、弓步插掌式、双手攀足式）。

四诊：2018年9月2日。守原方7剂，医者继续使用理筋手法巩固疗效。嘱患者坚持练习仰卧架桥式（包括五点支撑式、三点支撑式），10~15次为1组，每日3~5组。

五诊：2018年9月23日。患者诉受凉后腰痛略有反复，予以针刺后溪、足三里、丰隆及局部阿是穴配合红外线治疗仪得气后留针20分钟，每日1次。守原方7剂，医者继续使用理筋手法巩固疗效。嘱患者每日坚持练习仰卧架桥式（医者包括五点支撑式、三点支撑式），10~15次为1组，每日3~5组。

六诊：2018年10月15日。患者诉已无明显腰痛，守原方7剂，医者继续使用理筋手法及针刺配合红外线治疗来巩固疗效。嘱患者每日坚持练习仰卧架桥式（包括五点支撑式、三点支撑式），10~15次为1组，每日3~5组。

随访：患者症状消除后，未再次发病。

按语：腰椎间盘突出症是现代医学诊断病名，在中医学中并无此病名。中医根据其主要的临床表现，将之归纳属于"腰背痛""腰痛""痹证"等范畴。中医学认为，气血、经络与脏腑功能的失调和腰痛的发生有着密切的关系，腰为肾之府，故本病与肾的关系最为密切。刘教授指出其发病机制为风寒湿热及闪挫劳损为外因，肝肾亏虚为内因，内外合邪，致腰部经脉气血阻滞、筋脉失养而致腰痛，本病多虚实相兼。患者劳累诱发，口干舌红，当有热象，治疗以清热活血为主，方用抗骨质增生汤加减，增加了秦艽、羌活、胆星、徐长卿、姜黄、鹿衔草、仙鹤草、三七粉以活血通络，服用2周疼痛消失，腰痛治疗往往以温经通络为主，此病例以清热活血见效，可见临床治疗时应把握寒热，辨证治疗。同时，刘教授重用黄芪，以起益气养血作用，有助血行、水利、肿消、痛止。

验案五 刘某某，女，61岁，2019年4月28日初诊。

病史：患者出现间断腰痛5年余，再发并加重2天。患者既往有腰痛病史5年，腰痛呈间断反复发作。2天前患者腰部不慎扭伤，出现腰痛加重伴活动受限，不能俯仰及旋转腰部。

体格检查：患者的$L_3 \sim L_4$、$L_4 \sim L_5$脊柱正中及两侧夹脊压痛，舌淡苔薄白，脉弦，左尺涩。经络诊察见左侧手三里触痛，后溪轻微压痛。

西医诊断：急性腰部扭伤。

中医诊断：腰痹病（经络痹阻型）。

辨证分析：经络痹阻，经筋失调。

治疗原则：疏通经络、调和经筋。

处方：医者针刺患者的左侧手三里、后溪、外关附近反应点，同时活动患者的腰部，2分钟后腰部活动可，留针15分钟并活动腰部，取针时活动自如，无其他不适。

理筋手法：患者取俯卧位，局部点按法、弹拨法，以腰部痛点、腰夹脊及环跳、承扶、殷门、委中、昆仑为主。再用推压法，医者两手交叉，右手在上，左手在下，手掌向下用力推压脊柱，从胸椎推至骶椎。继之用㨰法，从背、腰至臀腿部，着重于腰部，缓解、调理腰臀部的肌肉痉挛。然后用脊柱推扳法，第一步俯卧推扳肩，第二步俯卧推腰扳腿，第三步侧卧推髋扳肩。治疗时间20分钟/次，隔天1次，3次为1疗程。手法完毕后患者即感腰痛减轻。

二诊：2019年4月30日。患者腰痛缓解，医者继续理筋手法及针刺治疗巩固疗效。

三诊：2019年5月2日。患者诉受凉腰痛略有加重，予以理筋手法结合针刺配合红外线治疗仪治疗。

四诊：2019年5月5日。患者已无明显腰痛，医者继续理筋手法及针刺治疗巩固疗效。

随访：巩固治疗2次，至今未再发。

　　按语：急性腰扭伤是临床常见病，是指在搬提重物、扭转腰部等急性机械性外力损害后，腰部肌肉、筋膜、韧带等软组织突然受到过度牵拉而引起的急性撕裂伤，严重影响患者的日常生活。急性腰扭伤属于中医"腰痛"范畴，由于腰部局部的经络痹阻，气机不畅，血不能随气而行，形成气滞血瘀而导致腰痛。急性腰扭伤起病较急，症状剧烈，病性属实，治疗当以"实则泻之"为治则，行气活血为治法。刘教授此案认为，痛在督脉和夹脊，取穴手三里和后溪；少阳令人腰痛，如以针刺其皮中，循循然不可以俛仰，不可以顾，故取外关。刘教授采用中医推拿手法，借助推拿点揉等，以缓解局部痉挛，起到舒筋活络、活血化瘀之功效；手法以扳法为主，以滑利关节复位止痛、舒筋通络、缓解疲劳，配以搋法局部点按，活血通脉。

　　验案六　钟某某，女，63岁，2016年3月3日初诊。

　　病史：患者腰痛反复发作3年余。患者近3年多来，腰痛反复发作，多次寻求西医、中医诊治始终未见明显改善，时发时止。患者曾接受过多次针刺治疗，不愿再行针刺。

　　体格检查：患者腰部压痛不明显，自述腰痛部位为$L_2 \sim S_4$脊柱及右侧，仔细询问后发现患者腰痛自骶骨向下延及骶部右侧至髋关节附近，自腰椎处向右侧延及侧腹、少腹部。

　　西医诊断：非特异性下腰痛。

　　中医诊断：腰痹痛（经络痹阻型）。

　　辨证分析：经络痹阻，带脉及足少阳胆经失调。

　　治疗原则：疏通经络、调理经脉。

　　处方：艾条灸法。选穴以带脉为主，配合命门、五枢、维道、阳陵泉。

　　理筋手法：患者取俯卧位，局部点按法、弹拨法，以腰部痛点、腰夹脊及环跳、承扶、殷门、委中、昆仑为主。再用推压法，医者两手交叉，右手在上，左手在下，手掌向下用力推压脊柱，从胸椎推至骶椎。继之用㨰法，从背、腰至臀腿部，着重于腰部，缓解、调理腰臀部的肌肉痉挛。然后用脊柱推扳法，第一步俯卧推扳肩，第二步俯卧推腰扳腿，第三步侧卧推髋扳肩。治疗时间20分钟/次，隔天1次，3次为1疗程。手法完毕后患者即感腰痛减轻。

二诊：2016年3月5日。患者诉首次灸带脉穴时患者即觉热感延疼痛部位传导，配合理筋手法治疗后，患者疼痛大减，医者继续使用艾条灸法联合理筋手法巩固治疗。

三诊：2016年3月7日。医者患者诉灸带脉穴配合理筋手法治疗后，疼痛大减，现无明显腰痛，医者继续使用艾条灸法联合理筋手法巩固治疗。

随访：2日后复诊诉腰痛未复发，巩固治疗2次，随访至今未再发。

按语： 带脉起自第二腰椎同高的季胁下，斜向下行横行至腰腹，在腹部与神阙穴相连，绕身一周。带脉作为横行的经脉，具有"约束诸经"，使气血升降开阖有序的功能；其循行腰腹，根据"经脉所过，主治所及"，故可治疗腰痛，如《难经·二十九难》言："带之为病，腹满，腰溶溶如坐水中"。此案例刘教授采用艾灸疗法，选取局部穴与远端穴位相配伍，以发挥补血行气、疏通经脉的作用，有效促进局部血液循环，促使气血通畅，有效发挥消肿止痛效果，改善不通则痛症状；同时，艾灸借助温热疗法，具有温阳补益、温通督脉的作用，可于短时间内改善腰部疼痛等症状。而理筋手法能够缓解局部痉挛，起到舒筋活络、活血化瘀、缓解疲劳的功效，与艾灸结合能温经散寒、舒筋活血。此患者腰痛在局部所涉及的范围为带脉和足少阳胆经循行路线，较为典型，带脉、五枢、维道为足少阳胆经和带脉交会穴，命门穴位于第二腰椎棘突下，带脉从第二腰椎发出，阳陵泉穴为筋会，属于足少阳胆经，故取上述诸穴。

验案七 张某某，男，48岁，2019年1月9日初诊。

病史：患者腰痛伴左臀部疼痛、活动受限1周。诉半年前可能因劳累导致腰部疼痛，活动受限，伴左臀部，卧床休息可减轻，反复发作，近1周加重。

体格检查：腰部呈板状，约$L_4 \sim S_1$棘突下及棘突旁开0.5寸处压痛明显，左环跳、风市、承山压痛明显，直腿抬高试验阳性（左约45°，右约60°）。舌红，苔白，脉弦数。X线片提示：腰椎骨质增生，生理曲度变浅。MRI提示：L_4~L_5、L_5~S_1椎间盘突出。

西医诊断：非特异性下腰痛。

中医诊断：腰痹痛（气滞血瘀型）。

辨证分析：气滞血瘀，经脉失调。

治疗原则：活血化瘀，行气止痛。

处理：

（1）理疗：腰腿部津波治疗仪治疗，四组电极片分别吸附在腰骶区和左侧环跳、风市，承山、解溪，强度调至患者能承受的最大处，治疗时间20分钟/次，隔天1次，3次为1疗程。

（2）外用药物：在腰骶部涂抹展筋丹，并用揉法按摩5分钟，每日2次。

（3）中药处方：桃仁10g、红花10g、川芎10g、川牛膝10g、徐长卿10g、鸡血藤10g、威灵仙10g、骨碎补10g、枸杞子10g、炒杜仲20g、肉苁蓉20g、防风10g、寻骨风10g、苍术10g、延胡索20g、独活10g、桑寄生10g。7剂，水煎服，每日1剂，分2次服用。

（4）指导患者腰背肌及腹肌功能锻炼，每日2次。

（5）注意休息，不适随诊。

二诊：2019年1月16日。患者腰臀部疼痛明显好转，局部压痛明显减轻。

处理：同第一次就诊临床治疗方案。

随访：患者治疗后疼痛完全消失。

按语：清代医家吴师机在《理瀹骈文》中曾有论述："外治之理即内治之理，外治之药即内治之药，所异者法耳"。医者选用展筋丹方，以指揉药，用揉按手法，在患痛部位及患痛之相近关节揉按，可起局部镇痛活血消肿和散移痛异之作用，可以活关节之强直，有荣肌展筋之作用。抹药部位选择在腰骶部，是因为腰骶部位有督脉、膀胱经经络循行，穴位较多，效果更佳。重视行气活血，在中医理论中最常见的腰痹痛为气滞血瘀型，患者或腰部外伤跌仆或久劳力损后，肌肉骨节失稳，腰部局部出血，血液凝滞，气血不行；或外感风寒湿邪气，寒性收引，湿气重着，闭阻筋脉；或正气不足，肝肾亏虚，腰府失于濡养，气血运行无力，最终都易导致气滞血瘀。故刘教授重视行气活血之法，方多用桃红四物汤加减，药多用桃仁、红花、川芎、牛膝等。方中徐长卿利水消肿、活血镇痛为君；鸡血藤补血活血通络、威灵仙祛风湿通经络为臣；骨碎补、枸杞子、炒杜仲、肉苁蓉补肝肾、强筋骨，延胡索行气止痛，防风、寻骨风、苍术祛风湿止痛，三七、炮山甲活血化瘀止痛，共为佐药；川牛膝引药下行为使。诸药合用，共奏活血化瘀、祛风湿、行气止痛、补肝肾、强筋骨之功。重视固护正气，腰为肾之府，肾气虚弱乃腰痛的基本病机，一般患者病程较长，此时多伴有失眠、纳呆等严重影响生活质量的症状，故正气受损，气血生化无源，同时，患者久病耗气伤血致气血不足，气虚无以温煦机体，血虚无以濡养筋肉骨节，风寒湿三邪更易侵袭机体，进一步加重病情。"正气存内，邪不可干"，故固护正气是治疗腰痛的重要一环。刘教授临床上多用桑寄生、杜仲、牛膝等补肝肾、强筋骨类药物。穴位按摩，配合功能锻炼，再以中药辨证方调理能有效改善非特异性下腰痛的症状。刘教授强调此病例要与梨状肌综合征的腰臀痛相鉴别（见验案精选十）。

验案八 张某，女，67岁，2017年1月25日初诊。

病史：患者主诉反复腰腿痛10年，加重1周。单侧或双侧腰部疼痛，不能久坐，不能固定一种姿势久睡，受寒或劳累后症状加重，疼痛沿大腿向下放射至膝平面以上，弯腰及旋转时腰部疼痛加重，腰活动受限，尤其前屈、后伸时更为明显。患者10年前腰扭伤后反复出现腰疼痛，腰痛向双下肢放射，伴翻身困难，近1周遇风寒加重。纳可，夜寐差，二便调。

体格检查：患者L_3横突压痛(+)，可触及到活动结节及条索状物，侧卧屈髋试验阳性，直腿抬高左侧60°、右侧70°，加强试验阴性，舌质淡，舌苔薄白，脉细弦。腰椎X线摄片提示：L_3横突肥大，腰椎曲度变直。

西医诊断：腰三横突综合征。

中医诊断：腰痹病(寒湿阻络型)。

辨证分析：寒湿阻络，肝肾两虚，气血不足。

治疗原则：祛风祛湿，滋阴补肾，补益气血。

处方：独活10g、桑寄生15g、秦艽10g、炒防风10g、细辛10g、当归15g、赤白芍各15g、生地10g、党参15g、炒白术15g、杜仲15g、刘寄奴15g、川牛膝15g、仙灵脾15g、制香附10g、炙甘草10g。上药14剂，每日1剂，分2次服用。嘱药渣装入毛中袋中温热，每日1~2次，每次待药渣凉后即可。

二诊：2017年2月8日。患者腰痛减轻，翻身较前容易，原方去生地，加桑桂枝各10g、路路通15g、大蜈蚣3条，14剂，方法如前。

三诊：2017年2月22日。患者腰痛基本解除，左下肢感轻微疼痛，右下痛解除。横突压痛(±)。前方去桑枝、桂枝、路路通，加仙茅10g、仙灵脾10g，5剂。患者仅有下肢牵掣感，已能正常活动，嘱患者行"练功十八法"第二、三套动作科学锻炼。

四诊：2017年3月2日。患者左下肢疼痛好转，已无明显牵掣感。横突压痛(±)。守前方巩固治疗，嘱患者行"练功十八法"第二、三套动作科学锻炼。

随访：每天坚持练功十八法，腰痛消失，第三腰椎横突尖部无压痛，功能恢复正常，现腰腿活动自如。

　　按语： 腰三横突综合征又称腰三横突周围炎或腰三横突滑囊炎，是以腰三横突周围软组织的损伤导致局部出现明显压痛、慢性疼痛为主要表现的病症。本病是骨伤科常见疾病，发病率较高，多见于青壮年，男性多于女性，体力劳动者多见，具有易复发的特点，常常会影响患者的日常生活。腰三横突综合征属中医"筋伤""腰痛"范畴，多由于感受风寒湿邪气血瘀滞、局部劳损气虚血瘀，或筋脉受损肌筋粘连挛缩，不通则痛，治当祛风散寒、舒筋通络、活血散瘀为主。刘教授根据多年的临床经验，认为腰三横突综合征是因为腰三横突的特殊物理结构和力学特性导致的腰三横突周围肌纤维的钙化、挛缩、结节及瘢痕形成，受累肌肉包含了局部周围的软组织，疼痛较为广泛。因此使用行气活血为治疗大法，他提出无论是风寒湿外邪侵袭腰府，或跌仆劳损致筋骨受损，或肝肾不足致腰府失养，最终都会导致腰府气滞血瘀，故治疗上应主张行气活血，兼以补肾壮骨、祛风湿痹痛。痹证往往缠绵，错综复杂，治疗颇为棘手。历代医家大多认为痹证外致病之因为风寒湿三气，以因定型。痹证虽可分为行痹、痛痹、着痹等类型，但临床上其证候错综复杂，各类证候往往兼而有之，风寒湿之气很难截然分开，且从《素问》所云三个"胜"字来看，可以理解是受邪有偏多偏少，并使在治疗上有主次之分，而不是把风寒湿机械划分，既要抓住主症，解决主要矛盾，又要顾及次要方面，用药丝丝入扣，病方可速愈。

　　验案九　杨某，女，63岁，2017年6月7日初诊。

　　病史： 患者腰骶部隐痛多年，反复发作，多方治疗不效，伴潮热汗出，腰膝酸软，五心烦热、夜寐多梦。

　　体格检查： 患者腰椎活动可，左侧屈活动稍差，L_4 稍压痛，叩击痛弱阳性，直腿抬高试验阴性、加强试验阴性，舌红少苔，脉细弱。

　　腰椎正侧位DR： 腰椎生理弯曲变直、椎体骨质增生、骨赘形成，椎间隙变窄、椎间盘退变、椎小关节增生。

西医诊断：腰椎退行性变。

中医诊断：骨痹病（肝肾不足型）。

辨证分析：肝肾不足，阴虚火旺，经脉痹阻。

治疗原则：调和气血，通络止痛。

处方：柴胡10g、黄芩10g、半夏10g、党参10g、煅龙牡各15g、制大黄6g、干姜3g、茯神15g、桂枝10g、黄芪30g、黄柏10g、生熟地各15g、当归10g、砂仁3g、地骨皮10g、鹿衔草15g、锁阳10g、杭白菊10g。14剂，水煎服，每日1剂，分2次服用。

二诊：2017年7月22日。患者汗已少，腰痛见缓，脉细舌红。使用理筋手法（患者取俯卧位，局部点按法、弹拨法，以腰部痛点、腰夹脊及环跳、承扶、殷门、委中、昆仑为主。再用推压法，医者两手交叉，右手在上，左手在下，手掌向下用力推压脊柱，从胸椎推至骶椎。继之用𢷬法，从背、腰至臀腿部，着重于腰部，缓解、调理腰臀部的肌肉痉挛。）舒筋活络，原方加元参10g、天麦冬各10g，14剂。

三诊：2017年8月5日。患者腰痛较前明显改善，医者继续使用理筋手法。处方：三七粉30g、地虫30g，分30包，每日1包，分2次冲服。嘱患者每天坚持练功十八法第二套动作（双手托天式、转腰推掌式、叉腰旋转式、展臂弯腰式、弓步插掌式、双手攀足式），练功时动作应逐渐增加，次数由少到多，动作幅度由小到大，锻炼时间由短到长。

四诊：2017年9月5日。患者夜寐尚可，腰痛显著改善，医者继续使用理筋手法。医者针刺患者的后溪、环跳、足三里、丰隆，配合红外线治疗仪留针20分钟巩固疗效。

五诊：2017年9月20日。患者诉近期午后潮热，手足心汗出伴发热，医者继续使用理筋手法及针刺治疗。变原方地骨皮为15g，加牡丹皮12g，14剂，水煎服，每日1剂，分2次服用。

六诊：2017年10月20日。患者诉潮热汗出好转，腰痛显著改善。医者继续理筋手法及针刺治疗巩固疗效。

随访：患者症状消除后，未再次发病。

按语：腰痛常用活血祛瘀、补益肝肾之法，然多方医治不效，刘教授认为治疗骨伤科疾病即要掌握常法，又要临证变法，因人、因时、因地而异。人的差异很大，既有禀赋、营养、性别、年龄、脏腑功能等差别，又有皮肉肥瘦、坚嫩以及新伤、陈伤之分。刘教授结合正骨理论指出，无论是急性腰痛还是慢性腰痛，无论是感受寒湿、跌倒闪扑，还是肝肾不足，腰痛病患者均不同程度存在局部筋出槽、骨错位的现象，因此需要将推拿理筋手法的优势充分发挥出来。此案患者为更年期妇女，肝肾亏虚，刘教授结合患者多梦寐差、潮热汗出、舌红少苔，当属阴虚火旺、气血痹阻，方用柴胡龙骨牡蛎汤加减以调和气血，同时，医者使用理筋手法对局部筋出槽进行整复而见效。

验案十 刘某某，男，42岁，2018年11月6日初诊。

病史：患者左臀部疼痛伴下肢放射痛1天。患者诉1天前髋部扭伤后出现左臀部疼痛（自述像刀割样）伴下肢放射痛，行走和患侧侧卧时疼痛明显加重。

体格检查：患者左侧梨状肌肌腹有压痛，可触及条索状隆起的肌束，沿左下肢坐骨神经可有压痛，直腿抬高试验阳性，加强试验阴性，梨状肌紧张试验阳性。舌淡红，苔薄白，脉弦细。X线片提示：腰椎骨质增生，生理曲度变浅，MRI提示：$L_4 \sim L_5$、$L_5 \sim S_1$椎间盘膨出，未见椎管狭窄。

西医诊断：梨状肌综合征。

中医诊断：痹证（气滞血瘀型）。

辨证分析：气滞血瘀，不通则痛。

治疗原则：理气止痛，活血化瘀。

处理：

（1）手法治疗：以弹拨法为主，用力深压并用弹拨法来回拨动梨状肌5～10次，点按环跳、承扶、委中等穴，并配以顺正、压平和抖法；再让患者仰卧，医者将患侧下肢作直腿抬高3～5次，以患者能忍受为度。治疗时间20分钟/次，隔天1次，3次为1疗程。手法完毕后患者即感左髋疼痛及下肢放射痛减轻。

（2）中药处方：桂枝10g、红花10g、白芷10g、防风10g、木瓜10g、防己10g、吴茱萸10g、当归15g、赤芍10g、生地10g、川芎10g、制香附10g、延胡索10g。7剂，煎服，每日1剂，分3次服用。

（3）卧床休息，不适随诊。

二诊：2018年11月8日。患者左臀部及下肢痛明显好转，直腿抬高试验阴性，加强试验阴性，梨状肌紧张试验弱阳性，卧床休息已无不适感，仅下地活动时左髋部稍感不适。

处理：同第一次就诊临床治疗方案。

三诊：2018年11月10日。患者左臀部及下肢痛基本消失，直腿抬高试验阴性，加强试验阴性，梨状肌紧张试验阴性，已能正常下地活动。

处理：同第一次就诊临床治疗方案，嘱患者将中药服完，可以适当活动髋部。

随访：患者每天坚持练功十八法，练功时动作逐渐增加，次数由少到多，动作幅度由小到大，锻炼时间由短到长。患者症状消除后，未再次发病。

按语：梨状肌综合征作为一种常见的伤筋性疾病，多由风寒湿邪侵袭及外伤致梨状肌局部充血、水肿、肌肉痉挛。现代医学认为急性损伤、解剖变异、姿势不良等可引发此病。刘教授常分为四证型，即气滞血瘀证、风寒湿阻证、湿热痹阻证、肝肾亏虚证。其中风寒湿阻证临床上多表现为臀腿酸困或刀割样疼痛，严重者不能行走或者间歇性跛行，影响生活工作，降低生活质量。本病中医学属"筋痹"、"腰腿痛"范畴，基本病因病机为风寒湿三气客于足少阳胆经及足太阳膀胱经，或筋脉外伤，使局部气血运行不畅、气滞血瘀、不通则痛，《素问》有云："病在筋，筋挛节痛，不可以行，名曰筋痹"。本病占腰腿软组织损伤的15%～25%，多发于中老年人，女性发病率高于男性。此例梨状肌综合征患者属跌仆闪扭而致气滞血瘀、不通则痛、筋失柔顺，以气滞为重。因此刘教授以弹拨法为主，以解痉止痛、剥离粘连，最后配以顺正、压平和抖法，手法适宜，即收效。刘教授认为推拿可有效缓解肌肉及筋膜的痉挛，通过局部的深压按摩，可使紧张的肌肉得到有效的放松。推拿手法治疗梨状肌综合征多为在臀部施行揉法、按法、点法、擦法、弹拨法等，或配合运动疗法，使局部粘连的组织得以松解，从而减轻梨状肌对坐骨神经的压迫，推拿疗法可以消除肌肉因疼痛产生的痉挛，从而缓解疼痛，其次通过点穴手法，激发经气、疏通经络、消肿散结，最后通过弹拨、推法，可达疏通气血之目的。推拿时先以轻柔手法为主，力度由轻至重，循序渐进。并配以中药内服，以活血化瘀、通络止痛为治疗原则，代表方剂为桃红四物汤、独活寄生汤；若以补气活血、舒筋止痛为治疗原则，代表方剂为当归鸡血藤汤。常用药物有如当归、鸡血藤、桃仁、红花等活血通络、化瘀散结之品，而且用药简洁价廉。方中桂枝具有温通筋络的作用；红花具有活血化瘀、养血止痛的作用；白芷、防风、木瓜、防己具有祛风散寒，除湿疏筋作用；吴茱萸具有温中散寒、燥湿助阳的作用。外用上述诸药能通经活络，从而达到止痛的目的。刘教授以手法为主配合中药内服治疗梨状肌综合征效果确切，立竿见影。

综上所述，可以看出腰（骶、臀、腿）痛10个代表案例的治疗中，手法选择不尽相同。刘教授在中医骨伤科手法治疗时注重辨证、辨病而施用。不同的疾病，因解剖生理特点和气血运行规律基本相同而相对恒定，如各种原因引起的关节疼痛症候群，因而治疗基本手法可完全相同，即所谓异病同治。但疾病的不同病理阶段具有不同的病理生理特点，因而手法的轻重急缓和侧重点须根据其不同的病理生理特点做适当调整，即所谓同病异治。一般来说，轻手法为补法，重手法为泻法；皮肉肥坚者宜以重手法，瘦嫩者则宜用轻手法。禀赋不足、营养不良、脏腑功能低下者，多为虚候，宜以补法。以部位来说，头颈部宜轻手法，四肢、臀部等宜重手法。轻手法开头，重手法治疗，又以轻手法收尾。

验案十一 李某，女，65岁，2017年4月7日初诊。

病史：患者诉3日前不慎从高处跌落，臀部着地，当即感腰背部疼痛不适，在家卧床休息后疼痛有所缓解，坐位或直立状态下疼痛加剧，患者未采取任何治疗措施，腰背痛无明显好转。发病以来，纳可，二便调，睡眠差。

体格检查：患者脊柱未见明显畸形，T_{12}局部压痛（＋），腰部活动受限，双下肢肌力可，双下肢运动感觉可。舌红，苔薄白，脉弦细。胸椎正侧位片示：T_{12}压缩性骨折

西医诊断：T_{12}压缩性骨折。

中医诊断：骨折伤（气血瘀滞型）。

辨证分析：气血瘀滞，筋骨失调。

治疗原则：行气活血，消瘀止痛。

医嘱：

（1）必须进行卧床休息2周，为此要有人护理大、小便及饮食。

（2）必须睡硬板床，床垫可厚一点。

（3）做一个垫于腰部的软枕头，并须逐渐垫高。

药物：三七10g、续断15g、生黄芪30g、川芎10g、全当归10g、赤芍10g、白芍10g、熟地15g、苍术10g、白术10g、怀山药15g、骨碎补15g、地鳖虫15g、丹参15g、青皮10g、陈皮10g、炙甘草10g、香谷芽12g。14剂，每日1剂，分2次服用。

练功：患者取仰卧位，指导患者在床上做五点支撑运动。即头、双肘、双脚撑于床板上，医者双手托于腰际，将患者腰部尽

可能高的抬起，教患者如此反复挺腰锻炼，每组10~15次，每日3~5组，挺腰的高度由小到大，做到尽可能高的挺起。卧床2周后，戴一腰围，下床活动，1日2次（无支具须卧床3个月，方可起床），3个月后去除支具，避免做弯腰动作。

二诊：2017年4月21日。患者诉疼痛好转，夜寐欠安，故前方加煅龙牡各15g。14剂，每日1剂，分2次服用。嘱患者继续五点支撑运动，每日3~5次。

三诊：2017年5月3日。家属代诉患者疼痛改善，饮食睡眠可。守前方14剂巩固疗效，每日1剂，分2次服用。嘱患者继续五点支撑锻炼，每组10~15次，每日3~5组，。

四诊：2017年5月15日。家属代诉患者已无明显疼痛。前方去煅龙牡14剂，巩固疗效，每日1剂，分2次服用。嘱患者继续五点支撑锻炼，每组10~15次，每日3~5组。

随访：再1月后患者家属来诉，患者可下地活动，生活自理。

按语：骨质疏松性胸腰段压缩性骨折是指由于骨质疏松在轻度外力作用下导致机体胸腰椎节段的一类骨折，临床骨科老年人常见的一类骨折。近年来随着我国老年人口数量的逐渐增长，该病的发生率相应成上升趋势。骨质疏松性胸腰段椎体压缩性骨折患者会存在明显的腰背部疼痛和椎体功能障碍，还可能影响其胃肠道正常功能，降低患者的生活质量，甚至会导致终身残疾或死亡。单纯的椎体压缩骨折是脊柱损伤中最常见的一种稳定型骨折。多因患者由高处坠地时，身体呈屈曲位，臀部或足部先着地。地面对身体的反冲力使脊柱骤然过度屈曲，所发生的挤压力量可产生椎体压缩骨折。此案患者有典型受伤史和临床表现，应考虑有骨折的可能。对椎体压缩骨折，刘教授所宗伤科治伤宗旨遵循"以气为主，以血为先，肝脾肾同治"的中医辨证理论。同时，这也归于"骨萎""腰痛"等范畴，因"肾主骨"的理念，患者多伴有不同程度的肾虚，肾精不足致筋骨失养，肾气虚损无法推动气血运行，易于导致血瘀气滞、经脉阻塞，引发疼痛。方中重用黄芪益气固本，四物汤活血化瘀，怀山药、续断、骨碎补脾肾双调，当归、地鳖虫、青皮活血通络，改善断端之血运。因辛温活血之品易伤脾胃，故在方中加入陈皮、谷芽等醒脾悦胃。全方补中有通，攻而不伤正，加快了骨折愈合。同时，刘教授还非常重视练功疗法，能使骨折愈合好，功能恢复佳。而垫枕练功法是一种将垫枕复位同腰背肌功能训练相互结合的复位治疗方法，该方法利用一定高度的垫枕控制患者病变局部处于过伸位，由于垫枕的高度和垫枕时间均可控，该复位方法具有更高的规范性，其已经被证实可用于治疗骨质疏松性椎体压缩性骨折中，改善患者病变椎体的高度，矫正脊柱的后凸畸形。刘教授认为骨折的治疗中固定和运动均非常重要，外力在患者内在固定力存在的情况下才会发挥作用，骨折移位属于被动活动，而肌肉收缩为主动活动，骨折治疗过程中需考虑到软组织对骨的牵拉作用。借助于骨折部位骨膜、肌肉等软组织在肌肉活动时对骨断端的牵拉作用作为复位的内在动力，并施以合适的手法作为外在作用力，从而促使筋骨复位。这种骨折理论源于中医的正骨方法，同时结合了传统中医和生物力学的优势，顺乎人体的生理规律和骨骼、肌肉组织的生物学特性。因此本案例探讨在中西医治疗过程中影响脊柱功能恢复的相关因素，并对筋骨并重（筋骨结构和功能相统一）、动静结合（主动活动和被动活动相统一）、内外兼治（局部和整体功能恢复相统一）、医患合作（医患合作务必贯穿于整个康复治疗过程中）在骨质疏松性胸腰段椎体骨折的指导作用，将对骨质疏松性胸腰段椎体骨折治疗与理论的发展，提供有效的临床意义，内外兼治、动静结合的疗效在该病患上有所突显。

验案十二 王某，男，56岁，2017年4月7日初诊。

病史：患者腰骶部疼痛不利反复1年余，加重伴活动不利2周。1年前因劳累后，自感腰骶部疼痛不利，休息后略有好转，自未予重视，症状迁延1个月，遂去当地人民医院就诊，X线检查示：双侧骶髂关节炎，血沉：64mm/h，组织相关性抗原（＋）。诊断为强直性脊柱炎。给予消炎镇痛类药口服，1年内患者症状反复发作，2周前复因劳累症状复发并加重，口服消炎镇痛类药效果不显，小便黄，大便尚可，夜寐欠安，胃纳尚可，故来就治。既往无外伤史。

体格检查：患者体形偏胖，面色潮红，腰骶部僵直，屈伸活动不利，局部叩痛（＋），压痛（＋＋），无放射性疼痛。舌质暗红，苔黄腻，脉滑数。

西医诊断：强直性脊柱炎。

中医诊断：痹证（湿热痹阻型）。

辨证分析：湿热痹阻，闭阻关节。

治疗原则：活血凉血，清热除痹。

处方：紫草10g、忍冬花15g、秦艽10g、鲜茅根15g、忍冬藤10g、汉防己10g、牡丹皮10g、紫花地丁15g、甘草10g、丹参10g、鲜生地黄15g、桑寄生15g、桑枝10g、荆芥炭10g、紫雪丹15g。7剂，水煎服，每日1剂，分2次服用。

二诊：2017年4月15日。患者自述腰骶部疼痛症状已明显减轻，但仍夜寐欠安。

体格检查：患者腰骶部僵感较前减轻，屈伸活动可，局部叩痛（－），压痛（－），舌红，苔白，脉弦滑。再予前法，4月7日方加首乌藤10g，酸枣仁10g。28剂，水煎服，每日1剂。嘱患者每天坚持练功十八法第二、三套动作，练功时动作逐渐增加，次数由少到多，动作幅度由小到大，锻炼时间由短到长，以巩固疗效。

三诊：2017年5月2日。患者腰骶部疼痛缓解，予腰部理筋手法（患者俯卧，局部点按法、弹拨法，以腰部痛点、腰夹脊及环跳、承扶、殷门、委中、昆仑为主。再用推压法，医者两手交叉，右手在上，左手在下，手掌向下用力推压脊柱，从胸椎推至骶椎；

继之用揉法，从背、腰至臀腿部，着重于腰部，缓解、调理腰臀部的肌肉痉挛）治疗时间每次15分钟，隔天1次。医者针刺患者的后溪、环跳、足三里、丰隆、环跳、承扶、殷门，配合红外线治疗仪留针15分钟。守前方14剂，水煎服，每日1剂，分2次服用。

四诊：2017年5月16日。患者诉睡眠较前改善，近期胃纳稍差。医者继续理筋手法及针刺治疗。前方加茯苓12g、白术12g、薏苡仁15g，14剂，水煎服，每日1剂，分2次服用。嘱患者每日继续练功十八法第二、三套动作的功法锻炼。

五诊：2017年5月30日。患者自述腰骶部屈伸活动较前改善，胃纳可，近期略感疲劳。医者继续理筋手法及针刺治疗。前方加黄芪12g，党参12g，7剂，水煎服，每日1剂，分2次服用。练功同上。

六诊：2017年6月8日。医者继续理筋手法及针刺治疗。守前方，14剂，水煎服，每日1剂，分2次服用。练功同上。

七诊：2017年6月23日。患者诉近期久坐后症状腰背略感僵硬，医者继续理筋手法及针刺治疗。守前方，14剂，水煎服，每日1剂，分2次服用。练功同上。

八诊：2017年7月7日。患者腰背僵硬好转，医者继续理筋手法及针刺治疗。守前方，14剂，水煎服，每日1剂，分2次服用。练功同上。

九诊：2017年7月22日。患者诉近期吹空调后腰背略有疼痛，医者继续理筋手法治疗，针刺配合红外线治疗仪进行治疗，每日20分钟。守前方，14剂，水煎服，每日1剂，分2次服用。嘱患者每日继续练功十八法第二、三套动作的功法锻炼。

十诊：2017年8月5日。患者诉腰背疼痛显著改善。医者继续理筋手法及针刺配合红外线治疗仪治疗以巩固疗效。守前方，14剂，水煎服，每日1剂，分2次服用。练功同前。

随访：2017年9月到2018年12月。患者诉无感不适，体格检查：腰骶部屈伸活动可，局部叩痛（－），压痛（－），血沉：15mm/h，脉细，苔薄白。每天坚持练功十八法第二、三套动作，练功时动作逐渐增加，次数由少到多，动作幅度由小到大，锻炼时间由短到长，以巩固疗效。

按语：强直性脊柱炎是一种免疫介导的炎性关节炎，其主要涉及中轴骨骼，该疾病的临床特征是炎性背痛和僵硬，交替的臀部疼痛和脊柱强直。病理性新骨形成是其标志性病理特征，病理性骨形成导致骶髂关节和脊柱逐渐强直，最终导致关节功能丧失和残疾。目前强直性脊柱炎的病因尚未完全明了，学术界多认为该病发病机制归因于遗传、环境和免疫因素的综合作用。中医并无"强直性脊柱炎"这一病名，根据强直性脊柱炎主要临床症状，可将其归属于"痹证"范畴。历代中医书籍中的"骨痹""肾痹""大偻""历节风""脊强"等描述均与强直性脊柱炎的临床表现有相似之处。《素问》云："病在骨，骨重不可举，骨髓酸痛，寒气至，名曰骨痹"。《素问》云："感于寒，则病人关节禁固，腰脽痛，寒湿推于气交而为疾也"。以上论述了与强直性脊柱炎类似的腰痛表现，并说明寒气是其致病原因之一。《素问》云："骨痹不已，复感于邪，内舍于肾……肾痹者，善胀，尻以代踵，脊以代头"。《诸病源候论》云："肝主筋而藏血。血为阴，气为阳……阴阳和同，则血气调适，共相荣养也，邪不能伤。若虚，则受风，风寒搏于脊膂之筋，冷则挛急，故令背偻"。以上述论论述说明此病与肝肾亏虚、感受外邪相关。《东垣试效方》云："腰者肾之府，转摇不能，肾将惫矣。宜肾气丸、鹿茸茴香丸类，以补阳之不足也。如膏粱之人，久服汤药，醉以入房，损其真阴，则肾气热，肾气热则腰脊痛而不能举，久则髓减骨枯，骨枯发为骨痿，宜用六味地黄丸、滋肾丸、封髓丹之类，以补阴之不足也"。提出补益肾阴肾阳的方式治疗腰痛。张锡纯的《医学衷中参西录》有云："凡人之腰疼，皆脊梁处作疼，此实督脉主之"。这说明腰痛与督脉相关，并提出应用"益肾丸"治疗。综上所述，强直性脊柱炎的病因病机是复杂的。其内因归属于正气不足，气血阴阳脏腑经络亏虚，外因风、寒、湿、热等邪气趁虚而入；最终导致气血阻滞、痰瘀内生、经脉不通，痰瘀滞留关节而致疼痛、僵硬。由于强直性脊柱炎病因复杂、起病隐匿、症状多样的疾病，目前尚无根治的方法，治疗以缓解疼痛、改善患者生活质量、减慢疾病进程为目标。此案为强直性脊柱炎，该病中医辨证为痹证，而其病机刘教授认为是虚实夹杂。患者先天禀赋不足，加之病久而虚，其继为因，也为果，就痹证之成因，经云"风寒湿三气杂至，合而为痹"，且"病久不去者，内舍与其合也"。本方具有活血凉血，清热除痹之功效，很好地贯彻了中医治病求本的原则，即治风先治血，血行风自灭。风湿痹是由于风寒湿等外邪入侵，闭阻经络关节，使气血运行不畅，致全身关节呈走窜性红、肿、重、着、痛为主要临床表现的一种常见病证。"人体虚，腠理开"，即元精内虚，营卫不和，卫阳不固。卫阳不固，则风寒湿三气乘虚而入，挟杂而至；邪气客于人体，则气血运行不畅，进而闭阻经络关节，致手足痛而不仁，发为痹证。治疗风湿痹，除祛风除湿散寒外，还应调和营卫，以固卫表，活血通畅，使气血流畅，方能使痹证顽疾逐渐化解。紫草味甘略苦，既活血凉血，又兼有消肿解毒之效，为治疗关节肿痛之首选，为君药；鲜生地黄、忍冬花、牡丹皮、紫花地丁、丹参清热解毒、活血通络，为臣药；佐以秦艽、桑寄生、桑枝、汉防己清风除湿、散风止痛；芥穗抄黑入血分，尤其加入紫雪丹疗效更速，引诸药达病伤之所，为使药。综观全方，辨证处方切中病机，配伍用药丝丝入扣，故奏良效。由于此类疾病病程较长，刘教授要求至少随访2年，全程观察治疗效果。

四、膝痛

膝痛也是骨伤科常见病，以膝骨性关节炎、髌骨劳损、膝关节滑膜炎多见，这些病属于中医"骨痹"、"膝痹"的范畴。《素问》云："所谓痹者，各以其时重感于风寒湿者也……风寒湿三气杂至，合而为痹，其风气胜者为行痹，寒气胜者为痛痹，湿气胜者为著痹也"。风寒湿三气杂至为致病外在条件，即为外感因素，而正气虚衰，脏腑功能低下则是本病发生的内在因素，本病的发生多存在于中老年患者，正如《素问》云："女子七岁肾气盛，齿更发长……五七阳明脉衰，面始焦，发始堕。六七三阳脉衰于上，面皆焦，发始白。七七任脉虚，大冲脉衰少，天癸竭，地道不通，故形坏而无子也……丈夫八岁，肾气实，发长齿更……五八，肾气衰，发堕齿槁。六八，阳气衰竭于上，面焦，发鬓斑白。七八，肝气衰，筋不能动，天癸竭，精少，肾藏衰，形体皆极。八八，则齿发去"。中老年人，肝肾本虚，而痹证日久迁延不愈也易耗伤正气，此为本病发生的内在因素。外感风、寒、湿邪，而内有肝肾亏虚，脾胃不足，筋骨失养，不荣则痛；气血运行不畅，经络闭阻，不通则痛。根据病因病机及症状的不同，可以分为肝肾亏虚、瘀血闭阻、风寒湿痹、风湿热痹四大证型。中医外治法包括中药外敷、中药熏洗、针灸、推拿、中药离子导入等。其治疗原则是活血化瘀、舒筋通络。

膝痹病的患者多为中老年人，《素问》云："五八，肾气衰……七八，肝气衰，筋不能动"，提示中老年肾、肝、脾等脏腑功能逐渐减退，正气渐虚。《灵枢》云："邪不能独伤人"，外邪只有在正虚的时候才能侵袭人体，正虚为发病主要内因。刘教授认为膝痹病病性本虚标实，以本虚为主，发病与肝脾肾亏虚关系密切。

验案精选

验案一 黄某，女53岁，2014年4月2日初诊。

病史：患者无明显诱因感右膝反复酸痛多年，劳累后酸痛加重，休息后明显缓解，伴随腰膝酸软。曾在外院看病，给予以消炎镇痛及氨基葡萄糖治疗，两周前上述症状加重，不耐久行，单次行走少于200m，弹响明显，上下楼梯困难，难以下蹲。

体格检查：患者右膝轻度肿胀，两膝眼处压痛，髌骨研磨试验（＋），浮髌试验（±），麦氏征（±），脉弦，舌淡暗，苔白腻。X线片显示退行性改变；MRI示右膝内侧半月板Ⅱ度损伤。

西医诊断：骨性关节炎。

中医诊断：膝痹病（寒湿痹阻型）。

辨证分析：寒湿痹阻，不通则痛。

治疗原则：活血化瘀，通络止痛。

理筋手法：患者取仰卧位，患肢伸直，股四头肌放松。医者可在其膝部周围及痛点处施以按法、揉捻法等舒筋手法，擦摩、揉捏股四头肌。穴位按摩取血海、梁丘、阿是穴。在髌骨周缘用弹筋、刮、切等手法，脂肪垫区用拇指按压法，手法强度从轻到重，最后搓和推摩股四头肌及其肌腱。按摩方向是前、外侧宜从上而下，内侧宜由下而上。并以手掌轻轻按压髌骨做研磨动作，以不痛为度，每次5~10分钟。然后点按膝部周围经穴，最后用旋转屈伸及捋顺等手法结束。

处方：徐长卿20g、延胡索20g、黄芪20g、当归20g、丹参10g、怀牛膝10g、红花6g、鸡血藤15g、忍冬藤15g、炒赤芍10g、细辛6g、白芷10g、决明子10g、炙甘草9g。14剂，水煎服，每日1剂，分2次服用。嘱患者以药渣外敷及红外线膏药局部治疗，促进局部气血运畅，并配合自我按摩。

二诊：2014年5月22日。患者右膝痛稍减，胃纳欠安。当归15g、川牛膝10g、鸡血藤15g、焦山栀15g、红花10g、赤芍10g、伸筋草15g、木香10g、附片10g、桑枝12g、仙灵脾15g、炙甘草9g。14剂，水煎服，每日1剂，分2次服用。

针灸治疗：医者针刺患者的内外膝眼、足三里、阳陵泉、梁丘、血海及附近阿是穴，配合红外线治疗仪留针20分钟。每日1次。

练功：以股四头肌静力收缩（患者仰卧或坐起，膝部伸直，做股四头肌收缩与放松练习，当股四头肌用力收缩时，腿下压髌骨向上提拉，股四头肌放松时，髌骨恢复原位，反复多次。）为主，以防止肌肉萎缩。

三诊：2014年6月6日。患者右膝疼痛较前明显缓解，胃纳可。医者继续理筋手法及针灸治疗。守前方，14剂，水煎服，每日1剂，分2次服用。嘱患者坚持进行股四头肌静力收缩锻炼。

随访：指导患者进行股四头肌静力收缩锻炼，2周后患者诸症已除，自感行走轻松自如。

按语：此案患者为膝骨性关节炎病案，此案患者右侧膝关节酸疼且伴随腰膝酸软表现，中医文献称之为肾虚所致，若单一予以消炎镇痛及氨基葡萄糖治疗，更难以取效。骨性关节炎，其病理特点为关节软骨，关节边缝和软骨下骨反应性增生。主要临床表现为缓慢发展的关节疾病，关节僵硬、肿大，伴活动受限。本案重用徐长卿、延胡索、黄芪、当归各20g，配伸筋草舒筋通络；川牛膝补益肝肾、活血化瘀；当归活血通络；附片、细辛、赤芍温补，通络止痛。诸药合用，直达病所，起到了活血化瘀、通络止痛的良好效果。本病属风寒湿痹范畴，多因正气虚弱或气血亏损，或肝肾不足，风寒湿邪乘虚而入，痹阻经络所致。消痹止痛汤集祛风散寒、除湿、扶正固本、活血通络止痛之法为一体，标本兼治。效果理想，后期需配合练功疗法。

验案二 李某，女，65岁，2017年4月7日初诊。

病史：患者无明显诱因下感双膝关节酸楚疼痛反复4年，劳累后酸痛加重，休息后即解，此次发病起于夏秋转换之季，感寒复发，双膝疼痛加重，上下楼梯困难，外院X线片示双膝退变，骨质增生。发病以来腹痛肠鸣，大便稀薄。既往有胃下垂病史。

体格检查：髌上囊无肿胀，浮髌试验（±），内外侧研磨试验（＋），舌淡，苔白，脉沉细。

西医诊断：膝骨关节炎。

中医诊断：骨痹（鹤膝风）（肝肾亏虚型）。

辨证分析：肝肾亏虚，脾失健运。

治疗原则：补肾温经，健脾燥湿。

处方：制附子10g、菟丝子15g、熟地黄15g、山萸15g、鹿角霜10g、独活10g、细辛6g、续断15g、骨碎补15g、牛膝15g、寻骨风15g、桑枝15g、甘草10g。7剂，水煎服，每日1剂，分2次服用。嘱患者每日进行压腿锻炼法、股四头肌静力收缩运动（患者仰卧或坐起，膝部伸直，做股四头肌收缩与放松练习，当股四头肌用力收缩时，腿下压髌骨向上提拉，股四头肌放松时，髌骨恢复原位，反复多次）。

二诊：2017年4月14日，患者疼痛大减，守上方7剂，水煎服，每日1剂，分2次服用，配合膝关节功能锻炼。

三诊：2017年5月22日。患者诉近期长时间走路后疼痛加重，医者予以针刺患者的内外膝眼、梁丘、血海、阳陵泉配合红外线治疗仪得气后留针20分钟，每日1次。守上方7剂，水煎服，每日1剂，分2次服用，嘱患者坚持膝关节功能锻炼。

四诊：2017年6月1日。患者诉膝部疼痛好转，医者继续予以针刺配合红外线治疗仪巩固疗效，守上方7剂，水煎服，每日1剂，分2次服用，嘱患者坚持膝关节功能锻炼。

五诊：2017年6月9日。患者诉膝关节已无明显疼痛，医者继续予以针刺配合红外线治疗仪巩固疗效，守上方7剂，水煎服，每日1剂，分2次服用，嘱患者坚持膝关节功能锻炼。

随访：指导患者压腿锻炼法、股四头肌静力收缩，后复诊诉膝痛未复发，行走自如。

按语：鹤膝风起于禀赋体虚、调摄失宜、足三阴亏损、风邪外袭、阴寒凝滞、湿热壅阻，或湿流关节。因其禀赋不足、三阴亏损、督脉经虚，风寒湿邪结于经络、血脉不流，而导致筋缩而股瘦。《素问》所论："病在骨，骨重不可举，骨髓酸痛，寒气至，名曰骨痹"。骨痹成因，一则为冬令感受风寒湿三气；一则为"八正之虚风，八风伤人"。内含于骨解腰脊节膝理之间，为深痹也。其病机则为"虚邪之入于身也深，寒与热相搏，久留而内著，寒胜其热，则骨痛肉枯"。本例患者素有胃下垂，腹痛肠鸣，大便稀薄等症，本为虚寒之体，在经为少阴，在脏为肾，肾之合为骨，全身凡肩、臂、腰、腿无处不痛，系内传之邪，从肾之合而为病。大活络丹系驱皮脉筋肉间寒邪之方，故无效验。根据肾骨相生关系，取助阳补肾专方，青娥丸加菟丝子、熟地黄、山萸兼补肾阴，以增其生骨之能力、更加鹿角霜与骨同类相求以助之。再加独活、细辛以温经，续断、牛膝以止痛。虽乃标本兼顾，而主旨仍在于滋填。肾阳日壮，肾精日充，骨自坚强，其痛自止。对于疼痛显著、发病急促者，可使用针灸疗法来缓急止痛，应用针灸疗法时，主要按照经络辨证结合病因病机、病位深浅等因素来选穴用针，本例患者症状缓解后又由于长时间行走，劳累过度而复发，故可使用针灸结合红外线治疗仪温经通络、散寒止痛。

验案三 吴某，女，42岁，2019年4月15日初诊。

病史：患者诉3年前无明显诱因出现双膝关节疼痛，疼痛反复发作，多次治疗效果欠佳，2周前膝关节疼痛加重，无法上下楼梯，走远路后或下蹲起立后疼痛明显加重。

体格检查：患者双侧膝关节压痛（+），浮髌试验（+），单腿下蹲试验（+），舌淡红，苔薄白，脉滑数。双膝关节X线显示：髌骨与股骨髁部间隙变窄，边缘可见骨质增生。

西医诊断：髌骨软骨软化症。

中医诊断：骨痹（肝肾亏虚型）。

辨证分析：肝肾亏虚，筋骨失养。

治疗原则：补益肝肾，强筋壮骨。

点穴：医者拇指点按患肢冲门、足三里、环跳、风市、委中、内膝眼、外膝眼、犊鼻、承山、昆仑等，手法由轻到重，时间1~2分钟。

练功：股肌舒缩法又称压腿锻炼法、股四头肌静力收缩，患者仰卧或坐起，膝部伸直，做股四头肌收缩与放松练习，当股四头肌用力收缩时，腿下压髌骨向上提拉，股四头肌放松时，髌骨恢复原位，反复多次。

处方：红花10g、丹参15g、土鳖虫10g、当归15g、川芎15g、白芍10g、熟地黄15g、延胡索15g、桑寄生15g、鸡血藤15g、骨碎补15g、白及10g、血竭10g、没药10g、茯苓15g、牛膝15g。7剂，水煎服，每日1剂，分2次服用。

二诊：2019年4月22日，患者膝痛明显减轻，医者继续点穴治疗巩固治疗，守上方7剂，配合药渣熏洗外敷。嘱患者每日坚持股肌舒缩法功能锻炼。

三诊：2019年5月1日，患者双膝已无明显疼痛，右膝晨起时略感僵硬，屈伸不利，予以针刺双侧内外膝眼、梁丘、血海、阳陵泉及局部阿是穴配合红外线治疗仪治疗，医者继续手法点穴以巩固疗效，上方加伸筋草15g，7剂，配合药渣熏洗外敷。嘱患者每日坚持股肌舒缩法功能锻炼。

四诊：2019年5月8日。患者右膝晨起时僵硬感好转，医者继续手法点穴及针刺治疗以巩固疗效，继续守上方14剂，配合药渣熏洗外敷。嘱患者每日坚持股肌舒缩法功能锻炼。

五诊：2019年5月22日。患者右膝僵硬感显著改善，医者继续手法点穴及针刺治疗以巩固疗效，继续守上方14剂，配合药渣熏洗外敷。嘱患者每日坚持股肌舒缩法功能锻炼。

六诊：2019年6月15日。患者诉无明显疼痛及僵硬感，医者继续手法点穴及针刺治疗以巩固疗效，继续守上方7剂，配合药渣熏洗外敷。嘱患者每日坚持股肌舒缩法功能锻炼。

随访：患者经压腿功能锻炼、巩固理疗治疗1周后，诉膝痛未复发。

按语：髌骨软骨软化症，又称为髌骨软骨病，或髌骨劳损，是膝关节的一种常见病，是由多种原因引起髌骨软骨及相应的股骨滑车软骨面的软骨磨损且呈进行性病变，导致髌骨软骨软化、纤维化、溃疡、剥脱等而出现膝关节酸软、疼痛、活动受限。日久可引起磨损性损伤，出现膝部隐痛、乏力、上下楼梯困难。髌骨软骨软化症是引起膝前痛的常见原因之一，属临床常见病，多发生在40岁以上中老年人、运动员和体育爱好者。本病属于中医学"痹证""劳损""伤筋"范畴，其病因多由风、寒、湿三邪壅闭经络，加之肝肾亏损、筋骨不坚、邪袭骨脉、气血凝滞，瘀邪内聚互夹，以致气血不畅，血不养筋则活动受限，脉络不通则关节疼痛。《素问·宣明五气》记载"久行伤筋，久立伤骨"。刘教授对该病的治疗原则是整体与局部，治疗与锻炼并举，调动气血功能。对于髌骨软化症采用手法作用于损伤局部，可以促进气血运行、消肿祛瘀、理气止痛；适当的被动手法可以起到松解粘连、滑利关节的作用；治疗过程中，注意实施手法灵活，刚柔相济。手法起到松解膝关节周围组织，如内外侧副韧带及关节囊的粘连，解除股四头肌的痉挛和挛缩。手法使局部血管扩张，加速了局部血液循环，促进了致痛致炎物质的转运和降解。通过膝关节的屈伸活动手法，可使膝关节周围相关的肌肉、韧带和关节得到充分伸展，从而加大了髌骨及胫骨关节间隙，缓解了膝关节压力，解除了肌肉的痉挛和膝关节的绞锁症状，恢复了骨与关节的稳定性及灵活性。通过压痛点手法按压，提高了膝关节周围肌肉、韧带等软组织的异常收缩，缓解了膝关节内的压力不平衡，减轻了关节的营养障碍和代谢产物的积累，改善了疼痛和功能障碍，促进软骨的再生和修复，消除了关节错位摩擦，从而有效地缓解甚至解除了关节疼痛，达到气行血畅、通则不痛的效果。采用点穴、松筋、刮筋、镇定等方法，点穴手法起到温通气血、活血通络的作用；加强压腿功能锻炼则是通过股四头肌静力收缩，增强膝关节周围肌腱、韧带、肌肉的力量，使膝关节更加稳定。刘教授还认为本病的发生、发展和"肾气"密切相关。《黄帝内经》云："肾之合，骨也。""肾不生，则髓不能满。""肾者，主蛰，封藏之本，精之处也，其华在发，其充在骨"。所以，治疗髌骨软化症时，多采用入肾经的药物，以滋阴壮骨。本方活血化瘀、解痉止痛，可促进软骨的新生。方中红花、丹参、土鳖虫以活血化瘀为主；当归活血和血、化瘀止痛；川芎理气活血、祛风止痛；白芍补血敛阴、柔肝止痛；熟地黄养血补肾、益精填髓；桑寄生、牛膝强筋骨，补肝肾，通经络；骨碎补补肾健骨、活血疗伤；白及含白及胶，可促进伤面肉芽生长及创面愈合；血竭、没药解痉止痛；茯苓利湿消肿；牛膝活血化瘀血下行，补益肝肾、强筋骨。诸药合用，具有奏补肝肾、活血化瘀、祛风除湿、通经止痛之效。髌骨软骨软化症的早期诊断和早期治疗对患者的预后影响非常大。

五、足痛

足痛在中医骨伤科中以痛风、跟痛症多见。痛风多发于第1跖趾关节及踝关节。在公元前，并无"痛风"之名，其属痹证范畴。《素问·痹论》中我们认为痹证的产生与风、寒、湿三邪密切相关，同时又与人体正气盛衰相联系。汉代张机在《金匮要略》中提出"寸口脉沉而弱……汗出入水中，如水伤心，历节黄汗出，故曰历节"，首次提出"历节"病名，认为其为汗出而入冷水损伤血脉所致，并指出"盛人"即肥胖之人易患此病；同时代的华佗在《华佗神医秘传》提出"脚气"病名，其认为此病为邪毒自内而生，侵犯足部。"历节"与"脚气"与痛风在症状和发病机制上较为相似。隋·巢元方在《诸病源候论》中说到："历节风之状……此由饮酒后腠理开，汗出当风之所致也"，将本病命名为"历节风"，并指出其发病与饮酒、外邪相关。唐·孙思邈指出"热毒流于四肢，历节肿痛"。此时虽无痛风的具体病名，但各家均对这一疾病有了较为系统的认识。直至金元，医家朱丹溪首次提出"痛风"病名，并对痛风的病因病机提出阐释："彼痛风者，大率因血受热已自沸腾，其后或涉冷水，或立湿地，寒凉外搏，热血得寒，汗浊凝滞，所以作痛，夜则痛甚，行于阴也"，基于"阳常有余，阴常不足"的理论，认为内外合邪为痛风病因。素体阴虚阳盛，热从中生，遇外寒侵袭，导致经脉痹阻不通，则发为疼痛剧烈。并在《丹溪心法·痛风》中云："痛风，四肢百节走痛是也，他方谓之白虎历节风证"，将历节病统一概括为痛风。明·张景岳《景岳全书·风痹》中言："风痹一证，即今人所谓痛风也"，指出痛风表现为肢体红肿疼痛，且与气候寒冷密切相关。张璐对前人观点进行了总结，认为《灵枢》中的"贼风"、《素问》中的"痹"、《金匮要略》中的"历节病"及后世所说的白虎历节，均为痛风。

外邪是痛风性关节炎起病的主要因素。痛风性关节炎属中医学"痹证"范畴，古有"虎咬风""历节风"等多种称谓。引起痹证最常见的外邪为风、寒、热、湿邪。外邪可侵袭体表而直接伤人，也可侵入人体脏腑，导致脏腑功能失调。《黄帝内经》云："所谓痹者，各以其时，重感于风寒湿之气"，认为外邪侵袭产生的五体痹，日久不愈则会发展为五脏痹。《格致余论》云："痛风者……寒凉外搏，热血得寒，汗浊凝滞，所以作痛，夜则痛甚，行于阳也。"认为痛风性关节炎是由于外有寒凉，内有血热造成的。《类证治裁》认为"掣者为寒，肿者为湿，汗者为风，三气入于经络，营卫不行，正邪交战，故痛不止"，阐释了风、寒、湿三邪侵入人体，引起疼痛的内在机制。

然而，"正气存内，邪不可干"、"邪之所凑，其气必虚"，人体形体充盛，正气充足，卫外功能强劲，则外邪不能侵袭人体而致病。《黄帝内经》有云："两虚相得，乃客其形"，强调了正气不足是发病的基础。因此，在痛风性关节炎的发病过程中，外邪侵袭是一个诱导性因素，人体正气不足是痛风性关节炎发病的重要性、决定性因素。刘教授认为本病外邪尤其是湿热之邪侵袭为标，正虚体弱为本。

痛风性关节炎的病理因素不外湿热、痰瘀、火毒等相互胶结，引起关节剧烈疼痛、红肿。王焘《外台秘要》云："热毒气从脏腑中出，攻于手足，则赤热肿痛也，人五脏六腑井荥输，皆出于手足指，故此毒从内而生，攻于手足也"，认为湿热浊瘀，痹阻经络而致痛风，不通则痛。

综上可见，痛风性关节炎的发生，是内、外两方面致病因素的共同作用，尤以内伤最为重要，其病理过程复杂，但多是因禀赋不足或饮食不节、劳逸和情志失调等原因，脏腑失和，湿浊内生，久则化热、化火、炼液成痰。致使湿热、痰湿痹阻经脉，血不流通则为瘀，湿热、痰瘀、瘀血相互搏结，阻滞关节或酝酿为毒，导致关节红肿热痛猝然发作。刘教授认为，痛风乃为本虚标实，与脾肾息息相关，若脾肾失调，运化水液失常，痰湿内生。痰湿进入经脉筋骨，凝固为痰瘀伏邪。暴饮暴食、受凉等诱发关节，出现痰瘀伏邪，痰瘀化热，脉络堵塞，不通则痛，此乃痛风性关节炎发作之根本。患者机体痰瘀伏邪、正气虚弱、痹阻络脉相存，恶性循环往复，致患者反复发作之。

中华人民共和国中医药行业标准《中医病证诊断疗效标准》将痛风分为4型：湿热蕴结型、瘀热阻滞型、痰浊阻滞型、肝肾阴虚型。但在临床中，对痛风的辨证分型并无统一标准，治疗方法也各有特点。其分期各家也各有不同见解，但其证型主要以湿热诸证为主，兼夹瘀、痰、毒等，以湿热、血瘀、痰浊为主要病理因素。现代医家在古人研究其基础上，结合了疾病分期和患者体质进行辨证治疗，丰富了痛风性关节炎的辨证和治疗经验。

验案精选

验案一 沈某，男，46岁，2017年4月7日初诊。

病史：患者右足第1跖趾关节及踝关节反复红肿热痛20年，常于晚间发作，半个月前出差时因饮酒和进食海鲜后导致复发，疼痛难忍，行走困难。

体格检查：患者右足第2跖趾关节处红肿发亮，且向足背蔓延，局部发热，压痛剧烈，左耳廓处可扪及一米粒大小痛风结节，血尿酸658 μmol/L。舌红，苔黄腻，脉滑。X线片显示：右足第1跖骨远端可见明显穿凿样透亮区，关节间隙狭窄，可见痛风石钙化影。

西医诊断：痛风性关节炎。

中医诊断：痹症（湿热阻闭型）。

辨证分析：湿热内生，痰瘀内结。

治疗原则：清热利湿，活血定痛。

处方：黄柏15g、栀子15g、车前草15g、汉防己15g、木瓜15g、秦艽15g、昆布15g、海藻15g、槟榔15g、木通10g、山慈菇15g、僵蚕10g、寻骨风15g、全蝎10g、海桐皮20g。3剂，水煎服，每日1剂，分2次服用，并配合药渣熏洗外敷。

二诊：2017年4月10日。患者服用本方3日后骑自行车复诊，临床症状基本消失。守上方，7剂，水煎服，每日1剂，分2次服用。

三诊：2017年4月17日。患者无明显异常感觉，各项实验室指标均在正常范围。守上方7剂巩固治疗，水煎服，每日1剂，分2次服用。

随访：服药1个月后复诊，耳廓痛风石已软化缩小，右足第1跖骨X线片示：穿凿样透亮区密度增高，痛风石阴影消失。随访1年无复发。

按语：痛风是一种与嘌呤代谢失衡、尿酸排泄障碍相关的代谢性疾病，过高的血尿酸以尿酸盐结晶的形式沉积在皮下组织及关节腔内，出现痛风石、关节畸形等。中医学上痛风属于"痹证""历节风"等范畴，主要是由"阳化气不足，阴成形太过"导致湿浊之邪留置于肌肉、关节，久之化热化火，最终侵犯人体关节，使关节局部痰浊凝滞、气血不通、筋脉痹阻而引发痛风。刘教授认为痛风病机是以脾虚为本，痰浊为标，病性以正虚为本，邪实为标，运用祛湿通络、健脾温阳法治疗痛风患者每获良效。《证治准绳·痛风》认为痛风是由"风湿客于肾经，血脉瘀滞所致"。患者平素饮食失节，嗜食烟酒或过食膏粱厚味，以致湿热内生、浊毒入络、气血亏虚。血停为瘀，湿凝为痰，血瘀痰结，阻闭经络，深入骨骱为肿为痛。上述诸症，虽病各不同，但皆有经络不通、血凝气滞、疼痛等。本案方药刘教授为痛风性关节炎肿痛所设，黄柏、栀子清热利湿、活血止痛。车前草、汉防己清热利湿、舒经通络、活血止痛、通经透骨。海桐皮祛风湿、通经络，有较好的止痛作用，对风湿痹痛、四肢拘挛、腰膝酸软较好，尤善治下肢关节痹痛。寻骨风祛风湿、通络止痛，善治风湿痹痛。综上所述，本方由利湿热祛、散痰瘀、消肿胀、止疼痛等药物为主组成，共奏通络活血、解凝定痛之功。诸药合用，功效满意。

跟痛症是引起足跟部疼痛疾病的总称，主要由足跟长期的慢性损伤或神经结构受压引起，是影响下肢功能最常见的足踝外科疾病之一，多见于40～60岁的中老年人。其疼痛部位多位于足跟跖面内侧，典型临床症状为晨起下床足跟落地时疼痛或者长时间静止不动后迈出第一步疼痛，活动后稍缓解，长期行走或负重后疼痛又加重。跟痛症又称为"足跟痛"、"足痹"等，中医学归属"伤筋、痹病"范畴。临床症见足跟针刺样疼痛，痛有定处，得温痛缓，行走痛甚。病机特点多虚实夹杂，本虚标实。《灵枢·阴阳二十五人》云："足太阳之下，血气盛则跟肉满，踵坚；气少血多则瘦，跟空；血气皆少则善转筋，踵下痛。"气血的强弱及跟肉的坚空及跟痛症的发生有密切的关系。

跟痛症多见于50岁以上的中老年人，《素问·上古天真论》言：

"丈夫六八，阳气衰竭于上，面焦，发鬓颁白。七八，肝气衰，筋不能动。"年老之人，素体亏虚，气血阴阳皆有虚损，肝肾之气亦不足。《灵枢·本神》云："肝藏血……肾藏精"。肝肾同源，精血同生，血统于脾，藏于肝，宣于肺，施于肾，灌溉周身。精血充盈则脏腑得以滋润，筋骨得以濡养，肌肉得以充实。故张景岳言："人有此形，惟赖此血。"年老体衰则肝肾亏虚，精血不足，气血不充，血液运行无力不能流行全身导致局部经脉不通。经络气血凝滞而瘀血形成，继而产生足跟的疼痛。张锡纯在《医学衷中参西录》中认为："肝虚不能疏泄，相火即不能道遥流行于周身，以致郁于经络之间，与气血凝滞而作热作痛"。张璐《张氏医通》云："肾脏阴虚者，则足胫时热而足跟痛；……阳虚者，则不能久立而足跟痛"。《诸病源候论》云："劳伤之人，肾气虚损……劳损则肾虚，虚则受于风冷，故腰脚痛。""此由肾经虚，风毒之气伤之，与血气相击，故痛而结硬不散"。肝肾之气虚损，再受风寒之邪，结于足底而形成瘀血，瘀血结而不散导致疼痛迁延难愈。由此可见，机体肝肾之气的强弱与足跟局部瘀血的形成、跟痛症的发生密切相关。

验案二 汪某，女，52岁，2014年7月4日初诊。

病史：患者左足跟痛3个月，无明显外伤，目前疼痛行走困难，休息时有所缓解，大便或间日一行，口有黏腻，食欲可。

体格检查：患者跟骨两侧稍显饱满、压痛，舌淡红、苔薄白，脉沉细。X线片示左足未见骨质改变。

西医诊断：跖筋膜炎。

中医诊断：跟痛症（肝肾不足型）。

辨证分析：肝肾不足，气滞血瘀。

治疗原则：滋阴补肾，通络止痛。

处方：决明子30g、生白术30g、知母10g、黄柏10g、熟地30g、山萸肉15g、丹皮30g、牛蒡子15g、木香10g、泽泻15g、土茯苓15g、仙灵脾10g、骨碎补15g、鸡血藤15g、枳壳10g、鹿衔草15g。14剂，水煎服，每日1剂，分2次服用。

理筋手法：取然谷、涌泉及局部阿是穴使用点按法，在足底、脚跟行按压、推揉手法，以温运气血、疏通筋经。

二诊：2014年7月18日。患者近日疼痛改善。医者继续理筋手法巩固治疗。原方加龟甲10g、鳖甲10g、山药15g、地鳖虫10g、胆星10g。14剂，水煎服，每日1剂，分2次服用。

三诊：2014年8月1日。患者疼痛较前明显改善，予针刺解溪、三阴交、申脉、丘墟、养老及局部阿是穴配合红外线治疗仪治疗。手法同上，守上方，14剂，水煎服，每日1剂，分2次服用。

四诊：2014年8月15日。患者疼痛缓解，行走基本无痛。

随访：1个月后患者诉症状完全缓解，期间未再复发。

按语： 跟痛症起于足跟，虽然表现为局部症状，但与机体阴阳平衡失调、气血运行不畅密切相关，其病因主要包括以下几个方面：一为机体素虚，年老体衰导致肝肾不足，足跟部筋脉失于濡养引起疼痛；二为气血亏虚导致血行滞缓，血液粘稠，凝滞于足跟而致疼痛；三为外感六淫，风寒湿之邪侵袭人体，痹阻经络，足跟部气血运行不畅，不通则痛；四为跌仆损伤，足跟筋骨受损产生疼痛；其他因素如饮食不节，内伤七情等皆可致筋脉受损，形成瘀滞。足跟一侧或两侧疼痛，不红不肿，行走不便，往往发生在久立工作者，长期、慢性损伤引起，表现为跖筋膜纤维断裂及修复过程。刘教授认为跟痛症属肝肾亏虚所致，肝主筋，肾主骨，肝肾亏虚，筋骨失养，复感风寒湿邪或慢劳损便导致经络瘀滞，气血运行受阻，使筋骨肌肉失养而发病通常当用温补肝肾之品，但患者初诊见大便不畅、舌红等热象，滋阴补肾加骨碎补、鸡血藤等活血通络之品，决明子、生白术能润肠通便。经治疗，患者疼痛明显，应为局部活血后又瘀阻的表现，二诊增加地鳖虫等内服滋阴补肾活血药，三诊患者行走无痛。治疗期间，配合按压、推揉手法，以温运气血、疏通筋经。

六、骨蚀

股骨头缺血性坏死是因为股骨头血供受损或中断，引起骨细胞死亡，继而组织修复，最终导致股骨头结构改变，股骨头塌陷，引起患者关节疼痛及功能障碍的难治性疾病。中医学将股骨头缺血性坏死归属于"骨蚀"或"骨痹"范畴，是骨伤科疾病中难治的疾病之一，被称为不死的癌症，传统医学在治疗疑难杂症方面有其独特的优势，是几千年来人类生命健康的重要守护神，为人类健康做出了巨大贡献。刘克忠教授从事骨伤科相关疾病临床与科研工作60载，临床经验丰富，学术精湛，在髋关节相关疾病尤其是股骨头缺血性坏死方面，根据疾病不同分期，倡导早期患者采用中医内外兼治的方法，瘀去新生使坏死区得以逐步修复，并提出从临床与影像相结合单纯中医干预塌陷前期非创伤性股骨头坏死的理念，提高用中医治疗未塌陷股骨头缺血性坏死的疗效。

验案精选

验案一 王某，男，40岁，2017年4月7日初诊。

主诉：左侧髋部及腹股沟疼痛2月。

病史：患者左髋及左侧腹股沟部疼痛、酸胀，走路稍多则疼痛加重。伴髋关节僵硬、腰膝酸软无力、抬腿不灵活，怕冷，每遇天冷上述症状加重。在当地医院保守治疗后症状有所缓解，至今症状反复发作。患者1周前因劳累复发，疼痛加重，伴头晕，乏力，口干潮热，纳呆，二便可。

体格检查：患者精神差，左侧腹股沟及左髋部轻压痛，左下肢轴向叩击痛阳性，"4"字试验阳性，屈髋屈膝试验弱阳性，左下肢外展试验阴性，双下肢等长。舌淡苔薄白，脉细涩无力。

影像学检查：髋关节核磁共振（MRI）显示左侧股骨头稍变扁，左股骨头内见大片异常信号灶，T1W1呈低信号，T2W1呈等低混杂信号，局部稍塌陷，左髋关节面软骨欠光整，左髋臼形态正常，左髋关节周围软组织略显水肿。右侧股骨头、髋关节未见明显异常。

西医诊断：股骨头缺血性坏死（ARCO Ⅲ期）；左髋关节少量积液。

中医诊断：骨蚀（肝肾亏损型）。

辨证分析：肝肾亏损，气血不足。

治疗原则：温补肝肾，益气养血。

处方：鹿角片10g、杜仲10g、枸杞子15g、川续断15g、肉苁蓉10g、补骨脂10g、当归15g、白芍10g、熟地黄15g、黄芪15g、党参15g、川芎10g、怀牛膝15g、千年健15g。14剂，水煎服，每日1剂，分2次服用。

二诊：2017年4月22日。患者左髋部疼痛缓解，遇冷后疼痛加重，予针刺环跳、环跳、承扶、殷门及局部阿是穴，原方加骨碎补15g、附片10g，守上方14剂，继续巩固治疗。

三诊：2017年5月6日。患者左髋部疼痛好转，医者予以理筋手法及牵引疗法以缓解髋关节周围软组织痉挛，减低关节内压力，改善髋关节周围软组织血运、缓解肌肉痉挛、增加关节活动度。医者继续守前方14剂巩固治疗，嘱其加强疾病自我管理。

四诊：2017年6月20日。患者自述左髋疼痛较前明显好转，近期自觉胸闷，前方加枳壳12g、香附12g、延胡索12g，14剂。嘱其避免劳累。

五诊：2017年7月15日。患者自述左髋疼痛较前明显好转，劳累后略有加重，医者继续针刺及理筋牵引疗法巩固疗效，故守前方14剂，水煎服，每日1剂，分2次服用。嘱其避免劳累。

六诊：2017年8月5日。患者近期夜寐欠安，前方加煅龙骨、牡蛎各15g、首乌藤15g，28剂，水煎服，每日1剂，分2次服用。嘱其避免劳累。

七诊：2017年9月2日。患者诉夜寐可，胃纳不佳，医者继续理筋手法及针刺治疗，前方加茯苓12g、薏苡仁15g，14剂，水煎服，每日1剂，分2次服用。嘱其避免劳累。

八诊：2017年9月20日。患者诉髋部僵硬感较前显著改善，饮食睡眠可，故守前方14剂巩固疗效。嘱其避免劳累。

随访：患者疼痛大减后，每月复诊1次，诉左髋疼痛逐渐消除，巩固治疗1年，随访2年至今未再发。

按语： 中医认为，股骨头缺血性坏死主要与肝肾精气亏损有密切关系。肝主筋，肾主骨。《素问·刺要论》说："筋伤则内动肝，骨伤则内动肾。"故肝肾不足、气血亏损，使气血不能正常运行于全身，筋骨、关节、肌肉失去正常滋养而产生股骨头缺血性坏死。治疗本病，需以《疡医大全》"患在髀枢及气血罕到之处，最难调治，尤忌寒凉克伐之药"及《黄帝内经》"血和则经脉流行，营复阴阳，筋骨劲强，关节清利矣"为指导思想，采用温补肝肾、益气养血为原则，禁忌使用寒凉之药。常选鹿角片（筋）、杜仲、枸杞子、川续断、肉苁蓉、补骨脂以温补肝肾；当归、白芍、熟地黄、黄芪、党参、川芎大补气血；怀牛膝、千年健通络而引药下行；陈皮、木香运中理气、调和脾胃。整个方药起到温补而不滋腻、守中有行、长期服用而不伤脾胃之功效。刘教授认为，中医治疗股骨头缺血性坏死必须跟踪随访两年以上，此患者为青年，第一次来院就诊已出现塌陷，要加强自我疾病管理，如戒酒减重，减轻左侧髋关节负重，不剧烈运动等，力保自身股骨头，此患者多次复诊，已随访5年之久，近几年我们仍在电话或微信随访，患者自述感觉状态良好，无疼痛僵硬等不适，症状消失，经过影像学检查，发现骨质局部得到修复，塌陷未进行性加重，现带塌陷过着幸福的生活，后期我们还将继续跟踪观察。刘教授认为，骨伤科疾病多与肾阳、瘀血、筋脉等有密切关系，临证治疗，不脱总纲，渐补适体，以通为顺，需"动静结合、医患合作、定期复查、既病防变"。

第七章 经典参悟

中医骨伤科学的医学理论来源于中国传统文化，是在我国古代朴素唯物论和辩证法思想影响和指导下，不断积累、反复总结而形成和逐步完善的，历史悠久、特色鲜明、内涵丰富，对骨折、脱位、筋伤、骨病等运动系统疾病有着极为丰富的诊疗经验。刘教授认为，中医骨伤科学的传承、发展与创新，都离不开中医经典的学习与钻研，只有在充分继承中医传统的基础上，方能充分挖掘和应用骨伤科特色治疗，促进骨伤科的学术发展。刘教授告诫学生，熟读经典并不意味着死读、死记原文，而是要在非常熟悉经典原文的基础上提纲挈领，领会中医经典之精髓。运用经典理论重在明思路，而不是在于记住一药与一方。社会在不断发展，环境在不断变化，人类疾病的特点当然也在变化，如果我们学习经典还只停留在一方或者一药，必然会出现不适应现代临床发展之处。面对全新的疾病，临床要找到出路，找到更好的契合点，就必须明确中医经典医籍和名医名家的辨证思路，总结与归纳理法方药的运用特点，以经典医籍的独特思路来指导临床，才能以不变应万变，提高疗效，提高临床服务能力。

经典著作中常蕴含许多点睛之语，使人有常读常新之感。在刘教授60多年的从医生涯中，他反复阅读经典，将所感所得用于临床，又由临床所感求之于经典，结合现代医学发展，加深了对中医经典的理解和运用，经典理论与临床实践"桴鼓相应"，颇感受益匪浅。故此，现将刘教授亲自整理的历代典籍中有关中医骨伤科疾病的精华论述摘录如下，与各位同行共享。

一、读经典，识法则

中医骨伤科是在中医基础理论的基础上形成的，针对骨伤科的疾病施以特色诊疗方法。因此，其治疗法则是以整体观、辨证论治为根本。刘教授认为，要对中医骨伤科疾病进行有效的治疗，首要是准确的诊断，辨证论治，四诊合参。要充分重视问诊，尽可能明确疾病的病因。对中医症的判断，则应辨明阴阳表里、寒热虚实。此外，还要做到识其体相，知其脏腑，标本兼治。

（一）明病因

【经典】然六淫天之常气，冒之则先自经络流入，内合于脏腑，为外所因；七情人之常性，动之则先自脏腑郁发，外形于肢体，为内所因；其如饮食饥饱，叫呼伤气，尽神度量，疲极筋力，阴阳违逆，乃至虎狼毒虫，金疮踒折，疰忤附着，畏压溺等，有背常理，为不内外因。

（《三因极一病证方论·三因论》）

【参悟】对于骨伤科的疾病，尤其是有损伤类的疾病，往往都有明确的受伤史，属于《三因极一病证方论》所述"不内外因"之列，然而刘教授认为，无论对于急性损伤还是慢性劳损，都不应忽视"外因"和"内因"对疾病的发生、发展及预后的影响。慢性劳损类疾病如颈椎病等，其病痛往往迁延不愈，日久患者常伴有精神抑郁、烦躁等症状，患者往往气机郁滞，治疗时应针对此"内因"酌情施治；又如膝关节炎等冬春季加重，与感受六淫邪气等"外因"密切相关，尤其是风寒湿三邪的影响应引起足够重视。

【经典】盖闻伤、损缓急，治宜权变，跌、打轻重，各有主张。且如肌肤伤破，止血祛风为上；筋骨损断，活血止痛最良。潮热者（表邪），发散可用。便闭者，疏利何妨。皮肉肿，破气治血为要略。肚腹膨胀，和荣理卫乃宜详。老弱患疾，克发切忌太过。少壮受患，滋补务宜莫忙。既表不必重汗，恐贼邪乘虚而入。自利无容再行，怕元神因之而伤。

（《跌打损伤回生集·跌打损伤小引》）

【参悟】此段内容详细论述了针对不同病因所致的损伤的特点及诊治的侧重点，尤为强调医者"治宜权变，不可执一"。见血为伤、骨疼为损；从高处坠下，或倒压闪锉为跌，此乃先受患而后惊；与人争斗及杖夹为打，此乃先惊而后患，跌打俱有伤损，须看轻重而治。治跌先宜治患，而后镇惊。治打先镇惊，而后治患，此乃大概，临时又宜活法也。伤破肌肤，不论何处，外用止血生肌药，内服祛风药。若内伤吐血及淄血者，又当和气活血为主。年老虚弱者，克伐药忌用，太过恐生别病；少壮人不可早补，恐患不能尽除。凡医伤先宜发表，然后治患，表后不可再表；大小便自利、不可又用攻下药，恐泄元气。

刘教授认为，若为医者，初涉临床不深，经验未丰，确应从"诊疗流程、疾病指南"之法，先得正道，不至歪斜，但应渐明人的整体性、复杂性与多样性，逐步做到"因人制宜"。此论所及，实为精准，临床皆有所宜，需用心体会。

（二）辨气血

【经典】气伤痛，形伤肿。故先痛而后肿者，气伤形也；先肿而后痛者，形伤气也。

（《素问·阴阳应象大论篇》）

且肢体损于外，则气血伤于内，营卫有所不贯，脏腑由之不和，岂可纯任手法，而不求之脉理，审其虚实，以施补泻哉！

（《正体类要·序》）

【参悟】气血作为构成人体及维持生命活动的基本物质，肢体受外力损伤，必然引起气血、经络、脏腑的损伤，其治疗不可单靠手法，还需要诊脉辨证论治。气有虚实，血有亏瘀，气滞血瘀者可出现肢体肿痛、瘀斑等症状，气血亏虚者可出现神疲乏力等症状，甚则气血亡脱，危及生命。气为血之帅，血为气之母，刘教授认为，恢复气血动态平衡关系，气血通畅，是治疗筋骨损伤的关键。气血关系并非一成不变，而是随着病程的进展而发生变动，初期多以实证为主，故当以祛瘀为主，同时可添加补气行气的药物使祛瘀而不伤正，亦能增强祛瘀的功效；中后期渐转为虚证，故治法当逐渐偏重于补，补血的同时亦可添加补气的药物，增强生血的能力。关键在于准确辨明患者的气血运行状态及相互关系，针对用药。

【经典】

方法总论

今之正骨科，即古跌打损伤之证也。专从血论，须先辨或有瘀血停积，或为亡血过多，然后施以内治之法，庶不有误也。夫皮不破而内损者，多有瘀血；破肉伤胭，每致亡血过多。二者治法不同。有瘀血者，宜攻利之；亡血者，宜补而行之。但出血不多，亦无瘀血者，以外治之法治之，更察其所伤上下轻重浅深之异，经络气血多少之殊，必先逐去瘀血，和荣止痛，然后调养气血，自无不效。若夫损伤杂证论中不及备载者，俱分门析类详列于后，学者宜尽心焉。

伤损内证

凡跌打损伤、坠堕之证，恶血留内，则不分何经，皆以肝为主。盖肝主血也，故败血凝滞，从其所属必归于肝，其痛多在胁肋小腹者，皆肝经之道路也。若瘫肿痛甚或发热自汗，皆宜斟酌虚实，然后用调血行经之药。王好古云：登高坠下撞打等伤，心腹胸中停积瘀血不散者，则以上、中、下三焦分别部位，以施药饵。瘀在上部者，宜犀角地黄汤；瘀在中部者，宜桃仁承气汤；瘀在下部者，宜抵当汤之类。须于所用汤中加童便好酒，同煎服之。虚人不可下者，宜四物汤加穿山甲。若瘀血已去，则以复元通气散加当归调之……凡打仆闪错，或恼怒气滞血凝作痛，及元气素弱，或因叫号血气损伤，或过服克伐之剂，或外敷寒凉之药，致气血凝结者，俱宜用活血顺气之剂。

（《医宗金鉴·正骨心法要旨·内治杂证法》）

【参悟】此段讨论了伤科内证的治则。跌打损伤内治法，专从血论，应辨瘀血、出血，瘀血停积宜攻利，失血宜补血行血。而气血受损又易伤及脏腑经络，脏腑经络受损亦会影响气血及病情的进展。败血归肝，可引起肝经郁火之胸胁作痛、瘀血泛注、作呕及少腹引阴茎作痛等症，肝木生火侮土，可造成脾虚，脾统血，脾虚则气血失摄，引起出血过多，脾为后天之本，气血生化之源，脾虚则气血生化乏源，影响愈合，肾与命门乃元气之根，且肾主骨生髓，肾气亏虚则骨生长缓慢，骨生而不坚，故治病时需看清气血与脏腑的关系，选择合适的药物，使气血生化有源，行而有力，筋骨肌肉才能得以较快较好的愈合。此外，瘀血论治也可从三焦辨证，上焦宜犀角地黄汤，中焦宜桃仁承气汤，下角宜抵挡汤，内服、外敷均不可寒凉太过、攻伐太过。

（三）辨脏腑

【经典】夫五脏者，身之强也。头者精明之府，头倾视深，精神将夺矣。背者胸中之府，背曲肩随，府将坏矣。腰者肾之府，转摇不能，肾将惫矣。膝者筋之府，屈伸不能，行则偻附，筋将惫矣。骨者髓之府，不能久立，行则振掉，骨将惫矣。得强则生，失强则死。

（《黄帝内经·素问·脉要精微论篇》）

【参悟】这段内容指出骨伤科疾病中，脏腑与筋皮肉的对应关系，为从肝肾治疗筋骨病症提供了依据。

（四）辨生理变化

【经典】岐伯曰：女子七岁，肾气盛，齿更发长。……四七，筋骨坚，发长极，身体盛壮……七七，任脉虚，太冲脉衰少，天癸竭，地道不通，故形坏而无子也。

　　丈夫八岁，肾气实，发长齿更。……三八，肾气平均，筋骨劲强，故真牙生而长极。四八，筋骨隆盛，肌肉满壮。……七八，肝气衰，筋不能动，天癸竭，精少，肾脏衰，形体皆极。八八，则齿发去。

（《黄帝内经·素问·上古天真论篇》）

　　【参悟】这段内容指出了男女不同生长发育过程中的正常生理变化过程。刘教授认为，针对骨伤科疾病的诊疗，首辨人之根本，因人制宜，充分理解年龄对疾病发生、发展的影响。

二、读经典，明源流

　　中医骨伤科对筋骨损伤及疾病有着特色鲜明、方法多样的治疗方法，包括手法、器具、中药等内外兼治之法，刘教授认为，我们只有充分的认识、理解传统的治疗方法，才能真正看清其优与劣，只有充分继承，才能谈得上改革与创新。

（一）手法

【经典】

手法总论

　　夫手法者，谓以两手安置所伤之筋骨，使仍复于旧也。但伤有重轻，而手法各有所宜。其痊可之迟速，及遗留残疾与否，皆关乎手法之所施得宜，或失其宜，或未尽其法也。盖一身之骨体，既非一致，而十二经筋之罗列序属，又各不同，故必素知其体相，识其部位，一旦临证，机触于外，巧生于内，手随心转，法从手出。或拽之离而复合，或推之就而复位，或正其斜，或完其阙，则骨之截断、碎断、斜断，筋之弛、纵、卷、挛、翻、转、离、合，虽在肉里，以手扪之，自悉其情，法之所施，使患者不知其苦，方称为手法也……盖正骨者，须心明手巧，既知其病情，复善用夫手法，然后治自多效。诚以手本血肉之体，其宛转运用之妙，可以一己之卷舒，高下疾徐，轻重开合，能达病者之血气凝滞，皮肉肿痛，筋骨挛折，与情志之苦欲也。较之以器具从事于拘制者，相去甚远矣。是则手法者，诚正骨之首务哉。

手法释义

摸法：摸者，用手细细摸其所伤之处，或骨断、骨碎、骨歪、骨整、骨软、骨硬；筋强、筋柔、筋歪、筋正、筋断、筋走、筋粗、筋翻、筋寒、筋热，以及表里虚实，并所患之新旧也。先摸其或为跌仆，或为错闪，或为打撞，然后依法治之。

接法：接者，谓使已断之骨，合拢一处，复归于旧也。凡骨之跌伤错落，或断而两分，或折而陷下，或碎而散乱，或歧而傍突，相其形势，徐徐接之，使断者复续，陷者复起，碎者复完，突者复平。或用手法，或用器具，或手法、器具分先后而兼用之，是在医者之通达也。

端法：端者，两手或一手擒定应端之处，酌其重轻，或从下往上端，或从外向内托，或直端、斜端也。盖骨离其位，必以手法端之，则不待旷日迟久，而骨缝即合，仍须不偏不倚，庶预后无长短不齐之患。

提法：提者，谓陷下之骨，提出如旧也。其法非一，有用两手提者，有用绳帛系高处提者，有提后用器具辅之不致仍陷者，必量所伤之轻重浅深，然后施治。倘重者轻提，则病莫能愈；轻者重提，则旧患虽去，而又增新患矣。

按摩法：按者，谓以手往下抑之也。摩者，谓徐徐揉摩之也。此法盖为皮肤筋肉受伤，但肿硬麻木，而骨未断折者设也。或因跌仆闪失，以致骨缝开错，气血郁滞，为肿为痛，宜用按摩法，按其经络，以通郁闭之气；摩其壅聚，以散瘀结之肿，其患可愈。

推拿法：推者，谓以手推之，使还旧处也。拿者，或两手一手捏定患处，酌其宜轻宜重，缓缓焉以复其位也。若肿痛已除，伤痕已愈，其中或有筋急而转摇不甚便利，或有筋纵而运动不甚自如，又或有骨节间微有错落不合缝者，是伤虽平，而气血之流行未畅，不宜接、整、端、提等法，惟宜推拿，以通经络气血也。盖人身之经穴，有大经细络之分，一推一拿，视其虚实酌而用之，则有宣通补泻之法，所以患者无不愈也。

已上诸条，乃八法之大略如此。至于临证之权衡，一时之巧妙，神而明之，存乎其人矣。

（《医宗金鉴·正骨心法要旨》）

【参悟】此段详细论述了手法的定义及具体的方法，手法的目的，是"复归于旧位"，与现代医学所言"解剖复位"的要求是一致的。而其总结的"正骨八法"仍是现代手法正骨的基本手法，并指出临证的权衡，选择正确的手法整复，实在有赖于医生自己的辨证施治。而骨伤科医生如果想要很好的施行手法，必须做到，"必素知其体相，识其部位"，即与现代医学教育要求骨科医生熟练掌握解剖知识是一致的。

【经典】接骨者，使已断之骨合拢一处，复归于旧位也。凡骨之断而两分，或折而陷下，或破而散乱，或岐而傍突，相其形势，徐徐接之，使断者复续，陷者复起，碎者复完，突者复平，皆赖乎手法也。或皮肉不破者，骨若全断，动则辘辘有声。如骨损未断，动则无声。或有零星败骨在内，动则渐渐之声，后必溃烂流脓，其骨已无生气，脱离肌肉，其色必黑，小如米粒，大若指头，若不摘去，溃烂经年，急宜去净。

（《伤科补要·第十六则·接骨论治》）

【参悟】这段形象的阐述了斜形骨折、粉碎性骨折及骨折侧方移位等骨折的不同分类，并指出手法接骨的治疗目的是"使断者复续，陷者复起，碎者复完，突者复平"，还点出了骨折的特殊症状体征"骨擦音"的特点。

【经典】《伤科汇纂》接骨歌诀

接骨由来法不同，编歌据次说全功，
若能洞达其中意，妙法都归掌握中。
骨折大凡手足多，或短或长或脱窠，
或凹或凸或歪侧，务将手足慎抚摩。
长者脱下短缩上，突凹歪斜宜度量，
身上骨若断而分，须用三指摩的当。
内如脉动一般呵，骨折断碎无别何，
整骨先服保命丹，酒下骨软方动他。
手足断须扯捻好，足断而长添一劳，
先须脚底牢牮实，断伤骨下微垫高。
足跟之下更高碑，病痊无患自证验，
如不牮实骨尚长，以后愈长愈可厌。
此为缩法之手功，手长难疗成废躬，
歪从患骨下托起，扯直无歪归于同。
合莫不突还原样，凹者捻妥无别尚，
试手必以两手齐，试足须将脚并放。
复白膏药自急需，光细布摊称体肤，
长短阔狭随患处，膏宜摊厚糁多铺。
将膏紧裹包贴定，夹非杉皮力不胜，
浸软渐剖去粗皮，板长患处短方称。
还当排得紧重重，夹上布缠缠莫松，
缠布阔宜二寸许，从上至下尽力封。
布上再扎三条带，中间上下护要害，
先缚中间后两头，宽紧得宜始安泰。
如缚手足斜折断，中间紧而两头宽，
骨断若如截竹样，中宽聚气紧两端。
气血断处来聚着，手用带儿复掌络，

脚要米袋两边挨，挨定不动胜妙药。

对症汤丸日日施，药洗换膏三日期，

三七之时骨接牢，房事油腥犯不宜。

紫金丹作收功例，骨仍坚固无流弊，

我今编此手法歌，传与后人须仔细。

【参悟】此段方歌所述骨折的发病特点、接骨手法的操作要领等均与现代医学知识相符合，且简明扼要、方便记忆。如歌诀中所言"或短或长或脱窠，或凹或凸或歪侧"指出了骨折的不同移位方向，"务将手足慎抚摩"指出正骨手法整复前先需手摸心会，以达到"长者脱下短缩上，突凹歪斜宜度量"。骨折复位后，夹板固定，应做到"板长患处短方称，还当排得紧重重，夹上布缠缠莫松。缠布阔宜二寸许，从上至下尽力封，布上再扎三条带，中间上下护要害，先缚中间后两头，宽紧得宜始安泰。"其对夹板、扎带等的要求仍为现在临床所适用。又如，"试手必以两手齐，试足须将脚并放"简明扼要的点出现代医学所用检查肢体长度的对比法。刘教授认为，此歌诀内涵丰富实用，应为骨伤科医生熟知熟记。

【经典】《伤科汇纂》上髎歌诀

上髎不与接骨同，全凭手法及身功。宜轻宜重为高手，兼吓兼骗是上工。法使骤然人不觉，患如知也骨已拢。

【参悟】在这段内容中，提出治疗脱位的手法与接骨手法不同，要求手法应轻重适宜、速度宜快，达到"法使骤然人不觉，患如知也骨已拢"。这段内容还提到了心理治疗的方法"兼吓兼骗是上工"。刘教授认为，在临床中应正确理解这句话，"吓"与"骗"，并非恐吓、欺瞒患者，在今时医患关系紧张的大环境下，更是不宜。其所言皆是用"巧计"转移患者对病痛的注意力，有利于治疗操作。在临床中，对于一些急性的扭错脱位，可以适当借鉴此类方法。

（二）器具

【经典】凡夹缚，夏三两日，冬五三日解开。夹缚处用热药水泡，洗去旧药。洗时切不可惊动损处。洗了仍用黑龙散敷，夹缚，盖伤重者方如此。

凡夹缚，用杉木皮数片，周匝紧夹缚，留开皆一缝，夹缚必三度，缚必要紧。

（《仙授理伤续断秘方》）

凡束缚，春三日，夏二日，秋三日，冬四日。缚处用药水泡，洗去旧药，不可惊动损处，洗了仍用前膏敷缚。

（《证治准绳》）

【参悟】此三段所言"夹缚"者，即是骨伤科目前仍然广泛使用的"夹板固定"，其中所述外用药物及换药的注意事项，仍具有现实指导意义。并且，其提到夹板固定的松紧度，为"夹缚必三度，缚必要紧。"又言"留开皆一缝"，即强调了固定既要牢靠有效，又要留有余地。还强调用夹板固定，换药时动作要轻柔，不能惊动患处，影响骨折稳定性。

（三）药物

【经典】归尾兼生地，槟榔赤芍宜。四味堪为主，加减任迁移。乳香与没药，骨碎以补之。头上加羌活，防风白芷随。胸中加枳壳，枳实又云皮。腕下用桔梗，菖蒲厚朴治。背上用乌药，灵仙妙可施。两手要续断，五加连桂枝。两胁柴胡进，胆草紫荆医。大茴与故纸，杜仲入腰支。小茴与木香，肚痛不须疑。大便若阻隔，大黄枳实推。小便如闭塞，车前木通提。假使实见肿，泽兰效最奇。倘然伤一腿，牛膝木瓜知。全身有丹方，饮酒贵满卮。苎麻烧存性，桃仁何累累。红花少不得，血竭也难离。此方真是好，编成一首诗。庸流不肯传，无乃心有私。

（《跌损妙方》）

上部（用川芎）、手臂（用桂枝）、背脊（用白芷、藁本）、胸腹（用白芍）、左肋（用青皮）、右肋（用柴胡）、腰臀（用杜仲）、两足（用木瓜）、下部（用牛膝）、膝下（用黄柏）、周身（用羌活）、顺气（用砂仁、青皮、木香、枳壳）、通窍（用牙皂）、破血（用桃仁、苏木、乳香、木通）、活血（用红花、茜根、三七、川芎）、补血（用生地、当归、白芍、丹参）、接骨（用续断、五加皮、骨碎补、杜仲）、妇人（用香附）。

（《伤科大成》）

【参悟】对骨伤科疾病的药物治疗，中医典籍中有过详细的论述和总结。《跌损妙方》总结的用药歌以养肝活血导滞的生地、归尾、赤芍、槟榔四味为主，配合按部位用引经药和随证加减用药。《伤科大成》总结的引经药，临床指导性强，刘教授认为，这几段歌诀，应为所有骨伤科医生熟记。

三、读经典，认疾病

随着全球化的时代发展趋势、国际化学术交流的需要，现代疾病的命名与诊断标准，都呈现出标准化、统一化的特征，对骨伤科疾病认知的现代化亦是大势所趋。中医经典中对骨伤科疾病的论述，与现代的疾病命名、认知方式方法上均有差异，要用中医经典指导临床，我们首要搞明白经典所述的疾病是什么。因此，针对现在临床常见的骨伤科疾病，摘录一些经典论述，以供参考。

（一）对症状的认识

中医骨伤的损伤类的疾病，例如骨折、脱位等，其局部症状具有特征性。一般症状即包括疼痛、肿胀、功能障碍等，中医经典中对这些症状的认识为我们的对症治疗提供了依据。

1.疼痛

【经典】气伤痛，形伤肿。故先痛而后肿者，气伤形也；先肿而后痛者，形伤气也。

（《黄帝内经·素问》）

【参悟】此段内容指出了"气伤痛，形伤肿"的概念，为后世中医骨伤科中所认识到的损伤，其导致的"痛肿"等症状，对病机的认识及治疗打下了理论基础。

2. 麻木

【经典】脉浮而濡属气虚，关前得之，麻在上体；关后得之，麻在下体也。脉浮而缓属湿，为麻痹。脉紧而浮属寒，为痛痹。脉涩而芤属死血，为木。不在痛痒。内经曰：风寒湿三气合而为痹，故寒气胜者为痛痹，湿气胜者着痹。河间曰：留着不去，四肢麻木拘挛也。经又曰：痛者，寒气多也。有寒，故痛也。其不痛不仁者，病久入深，荣卫之行涩，经络时疏，故不痛，皮肤不荣，故为不仁。夫所谓不仁者，或周身，或四肢，唧唧然麻木不知痛痒，如绳扎缚初解之状，古方名为麻痹者是也。丹溪曰：麻是气虚，木是湿痰死血。然则曰麻曰木者，以不仁中而分为二也。虽然亦有气血俱虚，但麻而不木者，亦有虚而感湿。麻木兼作者，又有因虚而风寒湿三气乘之，故周身掣痛；兼麻木并作者，古方谓之周痹，治法宜先汗而后补。

(《寿世保元》)

【参悟】此段内容从脉象、病因病机指出了麻与木的区别，"不痛不仁"以为麻，"麻是气虚，木是湿痰死血"为总结，为临床中治疗麻木从调理气血入手提供了理论依据。

3. 发热

【经典】凡伤损之证，有发热者，或出血过多，或大溃之后而发热者，乃阴血耗散，阳气无所依附，遂致浮散于肌表之间，是为阴虚非实热也，当归补血汤主之。

凡伤损之证，有发热者，当分昼夜阴阳而治之。东垣曰：昼则发热，夜则安静，是阳气自旺于阳分也；昼则安静，夜则发热烦躁，是阳气下陷入阴中也，名曰热入血室。

(《疡医大全》)

【参悟】损伤后或手法、手术整复骨折后，可能出现不超过38.5℃的吸收热，并非感染所致，实为阴津亏损所致发热。中医又细化其为热分昼夜，为临床中使用中药调理吸收热提供了理论依据和切实的方法。

（二）对损伤部位的认识

1. 上肢损伤

【经典】凡肩甲骨出，相度如何整。用椅当圈住胁，仍以软衣被盛簟。使一人捉定，两人拔伸，却坠下手腕，又着曲着手腕，绢片缚之。

（《仙授理伤续断秘方》）

手有四折骨，六出白。凡手臂出白，此骨上段骨是白，下段骨是杵，四边筋脉锁定，或出白亦挫损筋，所以出白，此骨须拽手直，一人拽，须用手把定此间骨，搦教归窠，看骨出那边，用竹一片，夹定一边，一边不用夹，须在屈直处夹。才服药后，不可放定，或时又用拽屈拽直，此处筋多，吃药后，若不屈直，则恐成疾，日后曲直不得。

（《证治准绳》）

【参悟】此段内容详细讲解了脱位的损伤特点及治疗总则。脱位为骨端关节面脱离正常位置，首需掌握关节解剖节构，即以"此骨上段骨是白，下段骨是杵"；又因关节为"四边筋脉锁定"，故"出白亦锉损筋"。复位时，先以拔伸牵引，"此骨须拽手直，一人拽"后使之原路返回"搦教归窠"。正骨后固定，需"看骨出那边"，在"屈直处夹"，更强调固定后防止关节僵硬的发生"若不屈直，则恐成疾，日后曲直不得"。

【经典】肩胛上出白，只是手骨出白归下，身骨出白归上，或出左或出右，须用舂杵一枚，矮凳一个，令患者立凳上，用杵撑在于出白之处，或低用物垫起，杵长则垫凳起，令一人把住手，拽去凳，一人把住舂杆，令一人助患人放身从上坐落，骨节已归窠矣。神效。若不用小凳，则两小梯相对木棒穿，从两梯股中过，用手把住木棒正棱，在出臼腋下骨节蹉跌之处，放身从上坠，骨节自然归臼矣。

（《永类钤方》）

【参悟】此段内容所言"杆撑在于出臼之处"或"用手把住木棒正棱，在出臼腋下骨节蹉跌之处"均是使用杠杆原理，将脱位的骨端轻巧地回纳，其原理仍然适用于现代临床整复脱位，与肩关节脱位杠抬整复法相合。

【经典】凡两手臂骨打断者，有碎骨，跌断者，则无碎骨，此可辨之，皆可用定痛膏、接骨膏敷贴之。

（《证治准绳》）

【参悟】此段内容所言"打断者，有碎骨"指出直接暴力造成的骨折，往往是粉碎性骨折，而"跌断者，则无碎骨"，即言明传达暴力等间接暴力造成的骨折，则以斜形、螺旋形骨折等为主。以此粉碎性骨折，"可辨之"受伤的暴力形式，仍为现代临床所适用。

【经典】凡手掌根出臼，其骨交互相锁，或出臼，则是锉出锁骨之外，须搦锁骨下归窠，出或外则须搦入内，或入内则须搦出外，方入窠臼，共只用手拽，断则难入窠，十有七八成瘸疾也。

（《证治准绳》）

【参悟】此段内容所述"骨交互相锁"或"锉出锁骨之外"，指出如骨折的成角畸形或者脱位，这骨端发生交锁，单用拔伸牵引法实难完全整复，需要逆着移位方向整复，即"出或外则须搦入内，或入内则须搦出外"。

【经典】凡左右两肩骨跌堕失落，其骨叉出在前，可用手巾系手腕在胸前，若出在后，用手巾系手腕在背后，若左出摺向右肱，右出摺向左肱，其骨即入，接左摸右鬈，接右摸左髻，却以定痛膏、接骨膏敷之。

（《证治准绳》）

【参悟】此段论述了肱骨外科颈骨折的治疗，"若左出折向右肱，右出折向左肱"，即与现代医学所言外展型骨折内收整复，内收型骨折外展整复相合，整复后还可以"接左摸右鬈，接右摸左髻"的方法判断骨折部位整复是否成功。

【经典】臂膊之中曰肘尖，凸凹上下骨镶粘。直而不曲筋之病，屈若难伸骨有嫌。骨裂缝开翻托好，筋横纵急搦安恬。仍当养息悬于项，屈曲时时疾不添。

（《伤科汇纂》）

【参悟】介绍了肘关节脱位的临床表现、治疗方法及悬吊固定法。

2.下肢损伤

古代医籍所载下肢所伤脱位者，多为现代医学所言髋关节脱位，故载录历代医家所述分论之。

【经典】凡胯骨从臀上出者，可用三两人．挺定腿拔伸，乃用脚捺入。如胯骨从裆内出，不可整矣。

（《仙授理伤续断秘方》）

凡臀股左右跌出骨者，右入左，左入右，用脚踏进，撙捺平正用药，如跌入内，令患人盘脚，按其肩头，医用膝旅入，虽大痛一时无妨，整顿平正，却用接骨膏、定痛膏敷贴，只宜仰卧，不可翻卧，大动后恐成损患。凡腰腿伤，全用酒佐通气血药，俱要加杜仲。凡胯骨从臀上出者，用二三人捉定腿拔伸，仍以脚捺送入，却用前等膏敷贴。如在裆内出者，则难治。……夹缚，缚时先缚中正，后缚上下，外用副夹。若上下有肿痛无虑，五日方可换药。凡辨腿胯骨出内外者，如不贴膝，便是出向内，从内捺入平正；如粘膝不能开，便是出向外，从外捺入平正，临机应变。

(《证治准绳》)

【参悟】早在《仙授理伤续断秘方》中就指出使用以手牵足蹬法复位髋关节脱位，而在《证治准绳》中又细化了对髋关节脱位的分类及治疗，比如通过"粘膝征"来判断髋关节的前脱位和后脱位仍为临床所用。这本书也都提到"胯骨从裆内出者"的中心性脱位，实难使用手法复位整复。

【经典】胯骨，即髋骨也，又名髁骨。其外向之凹，其形似臼，以纳髀骨之上端如杵者也，名曰机，又名髀枢，即环跳穴处也，俗呼臀髎。若出之，则难上，因其膀大肉浓，手捏不住故也。必得力大者三、四人，使患者侧卧，一人抱住其身，一人捏膝上拔下，一手撙其髎头送进；一手将大膀曲转，使膝近其腹，再令舒直，其髎有响声者，以上。再将所翻之筋向前归之，服生血补髓汤，再服加味健步虎潜丸。若髎不上，则臀努斜行，终身之患也。慎之！

(《伤科补要》)

【参悟】此段内容详细讲述了髋关节的解剖特点、整复方法及预后，使用屈髋屈膝法整复髋关节脱位，并注重理筋手法及内服药物的使用，强调必复其位，不然造成下肢不等长，"臀努斜行，终身之患"。

3. 躯干损伤

古代医籍所载躯干损伤者，为临床最多见的颈腰椎的骨折脱位，因此，本段内容亦摘录。

【经典】凡挫脊骨，不可用手整顿，须用软绳从脚吊起，坠下身直，其骨便自然归窠。未直，则未归窠，须要坠下，待其骨直归窠，然后用大桑皮一片，放在背皮上，杉树皮两三片，安在桑皮上，用软物缠，夹定，莫令屈。用药治之。

(《世医得效方》)

【参悟】书中记录使用"悬吊复位法"治疗脊柱骨折，是世界上最早的记录，比波论所述两桌复位法、戴维斯所述两足悬吊复位法早了500年余，现代临床中仍然适用于稳定性骨折的保守治疗。此法也适用于腰椎间盘突出症的治疗。

【经典】凡捽进颈骨，用手巾一条，绳一茎，系在枋上垂下来，以手巾兜缚颔下，系于后脑，杀缚接绳头，却以瓦罂一个五六寸高，看捽入浅深，斟酌高低，令患人端正坐于其罂上，令伸脚坐定，医者用手制捺平正，说话不觉，以脚一踢，踢去罂子，如在左，用手左边掇出，如在右，右边掇出。又一法，令患人卧床上，以人挤其头，双足踏两肩即出。

（《永类钤方》）

【参悟】此段论及颈椎骨折脱位的整复方法，还提到合并肩胛胁肋伤如何整治。这段内容与《普济方》中所述的"兜颈坐罂法"，其原理均是颈椎的纵向拔伸牵引复位。

4. 颞下颌关节脱位

颞下颌关节脱位在脱位损伤中，发病率较高，手法整复治疗效果好，为历代医家所重视，是临床骨科医生必备技能，故摘录历代文献所载，以供临床参考。

【经典】令人两手牵其颐已，暂推之，急出大指，或咋伤也。

（《肘后救急方》）

一人以手指牵其颐，以渐推之，则复入矣，推当疾出指，恐误啮伤人指也。

（《备急千金要方》）

令人低坐。用一手帕裹两手大拇指。插于病患口里。内外捏定大斗根。往左右上下摇动。

（《普济方》）

头骨圆圆曰髑髅，下把骨脱两般求。单边为错双边落，上似弯环下似钩。两指口中齐重捺，各腮颊外共轻揉。下巴往里徐徐托，托上还须用带兜。

（《伤科汇纂》）

【参悟】通过阅读历代医籍，可以看到古代医家对本病有较为清晰、全面的认识。从解剖特点、整复方法及注意事项等各方面都有论述，如"一手帕裹两手大拇指""当疾出指"，强调医者施术前对自己的保护，防止"或咋伤"。另外，使用口内复位法整复后，还应"托上还须用带兜"，强调了手法整复后的调护。

（三）对慢性筋伤及骨病的认识

损伤所致骨折、脱位，多伴有一定程度的筋伤，其治则治法已含于前述内容，不再赘述。而骨伤科中慢性筋伤及骨病的诊治，迥异于前。且刘教授认为，随着人们生活方式的改变，在现代临床工作中，慢性筋伤及骨病患者求治于中医骨伤科的尤多，而中医多样化的治疗方法、整体观的治疗理念，在慢性病的防治方面具有独特的优势。因此，本节针对现今临床常见病症在典籍中的描述进行了摘录、整理。

1. 颈项痛（颈椎病）

【经典】三十一条　太阳病，项背强几几，无汗恶风，葛根汤主之。

（《伤寒论·辨太阳病脉证并治中》）

【参悟】此段论及颈项部僵直、酸痛不适，可用桂枝加葛根汤或者葛根汤治疗。其中，桂枝加葛根汤具有祛风解肌、升津液、舒筋脉等功效，可用于太阳中风表虚证兼有落枕型颈椎病；而葛根汤可用于风寒湿邪凝结所引起的颈肩背痛如颈椎病、肩凝症。刘教授在临床中，常将葛根汤加减，尤其对于颈型颈椎病的治疗，缓解肩颈部肌肉的紧张状态，疗效甚佳。

【经典】血痹，阴阳俱微，寸口关上微，尺中小紧，外证身体不仁，如风痹状，黄芪桂枝五物汤主之。

(《金匮要略方论》)

【参悟】此论言血痹，因营卫气血不足，表现为局部皮肤麻木，重者可有酸痛感，用黄芪桂枝五物汤温阳行痹，临床可用于治疗神经根型颈椎病，见肩臂麻木酸痛。

【经典】风湿相搏，一身尽疼痛，法当汗出而解……盖发其汗，汗大出者，但风气去，湿气在，是故不愈也。若治风湿者，发其汗，但微微似欲出汗者，风湿俱去也。

(《金匮要略方论》)

【参悟】此段言风湿肌痛使用汗法，应"微微似欲出汗者"，而不可大汗之。

2.腰痛

（1）腰痛的病因

【经典】腰者肾之府，转摇不能，肾将惫矣。

(《黄帝内经·素问》)

凡腰痛有五：一曰少阴，少阴肾也，十月万物阳气伤，是以腰痛。二曰风痹，风寒着腰，是以痛。三曰肾虚，役用伤肾，是以痛。四曰臀腰，坠堕伤腰，是以痛。五曰寝卧湿地，是以痛。其汤熨针石，别有正方，补养宣导，今附于后。

(《诸病源候论》)

夫腰痛，虽属肾虚，亦涉三因所致。在外则脏腑经络受邪，在内则忧思恐怒，以至房劳坠堕，皆能致之。

外因腰痛论：太阳腰痛，引项脊尻骨如重状；阳明腰痛，不可以顾，顾则如有所见，善悲；少阳腰痛，如针刺其皮，循循然，不可俯仰，不可以顾；太阴腰痛，烦热，腰下如有横木居其中，甚则遗溲；少阴腰痛，痛引脊内；厥阴腰痛，腰中强急，如张弩弦状。此举六经以为外因治备。大抵太阳少阴多中寒，少阳厥阴多中风热，太阴阳明多燥湿。……准此，从所因汗下施治。

内因腰痛论：失志伤肾，郁怒伤肝，忧思伤脾，皆致腰痛者，以肝肾同系，脾胃表里，脾滞胃闭，最致腰痛……准此，从内所因调理施治。

不内外因腰痛论：肾着腰痛，腰冷如冰，身重不渴，小便自利，食饮如故。腰以下冷重，如带五千钱，因作劳汗出，衣里冷湿，久久得之。暨腰痛者，伛偻肿重，引季胁痛，因于坠堕，恶血流滞，及房劳疲力，耗竭精气，致腰疼痛。准此，从不内外因补泻施治。

（《三因极一病证方论》）

【参悟】临床当中腰痛病患甚多，其涉及疾病广泛，准确诊断是有效治疗的前提。中医先贤也认识到腰痛的复杂性，故历代典籍对腰痛的病因，言之甚详，对应方剂众多。对于明确为骨伤科疾病引起的腰痛，论治应参照古训，外则分伤、劳，内则分虚实；虚多补肾，实则寒湿、痰瘀。

（2）腰痛的治疗

【经典】血痹虚劳病脉证并治第六：虚劳腰痛，少腹拘急，小便不利者，八味肾气丸主之。

五脏风寒积聚病脉证并治第十一：肾着之病，其人身体重，腰中冷，如坐水中，形如水状，反不渴，小便自利，饮食如故，病属下焦，身劳汗出，衣里冷湿，久久得之，腰以下冷痛，腹重如带五千钱，甘姜苓术汤主之。

（《金匮要略》）

肾着腰痛候：肾主腰脚，肾经虚则受风冷，内有积水，风水相搏，浸积于肾，肾气内着，不能宣通，故令腰痛。其病状，身重腰冷，腹重如带五千钱，如坐于水，形状如水，不渴，小便自利，饮食如故。久久变为水病，肾湿故也。

（《诸病源候论》）

【参悟】此段所言，针对不同病因所致腰痛，应辨证论治。如肾气不足引发腰痛，并肾虚诸症，肢冷、浮肿、消渴等，可用《金匮要略》所载八味肾气丸治疗；寒湿附于腰肾，故名肾著，多因劳后汗出当风引起，可用甘姜苓术汤治疗寒湿腰痛。

3. 痹症（骨关节炎）

【经典】黄帝问曰：痹之安生？岐伯对曰：风寒湿三气杂至，合而为痹也。其风气胜者为行痹，寒气胜者为痛痹，湿气胜者为着痹也。帝曰：其有五者何也？岐伯曰：以冬遇此者为骨痹，以春遇此者为筋痹；以夏遇此者为脉痹；以至阴遇此者为肌痹；以秋遇此者为皮痹。帝曰：内舍五脏六腑，何气使然？岐伯曰：五脏皆有合，病久而不去者，内舍于其合也。故骨痹不已，复感于邪，内舍于肾；筋痹不已，复感于邪，内舍于肝；脉痹不已，复感于邪，内舍于心；肌痹不已，复感于邪，内舍于脾；皮痹不已，复感于邪，内舍于肺；所谓痹者，各以其时重感于风寒湿之气也。

（《黄帝内经·素问》痹论篇）

诸痹，风寒湿三气杂合，而犯其经络之阴也。风多则引注，寒多则掣痛，湿多则重着，良由营卫先虚，腠理不密，风寒湿乘虚内袭，正气为邪所阻，不能宣行，因而留滞，气血凝涩，久而成痹。……故在骨则重而不举，在血则凝而不流，在筋则屈而不伸，在肉则麻木不仁，在皮则皱揭不荣，皆痹而不痛。……痹非偏受一气。其风胜者为行痹，风行而不定，如走注之类。寒胜者为痛痹，寒凝则阳气不行，痛有定处即痛风。湿胜者为着痹，重着不移，或肿痛，或不仁，湿从土化，病发肌肉，即麻木也。

（《类证治裁》痹症论治）

【参悟】骨关节炎属于中医痹症的范畴，古代医籍对痹症多有论述。早在《黄帝内经》即指出痹症因于风、寒、湿三邪，分而为行痹、痛痹、着痹，并指出痹症不已，必向内传。而在《类证治裁》中又详细描述了行痹、痛痹、着痹的临床表现。

4.骨痿（骨质疏松症）

【经典】黄帝问曰：五脏使人痿何也？岐伯对曰：……肝气热，则胆泄口苦筋膜干，筋膜干则筋急而挛，发为筋痿。脾气热，则胃干而渴，肌肉不仁，发为肉痿。肾气热，则腰脊不举，骨枯而髓减，发为骨痿。

帝曰：何以得之？岐伯曰：思想无穷，所愿不得，意淫于外，入房太甚，宗筋弛纵，发为筋痿，及为白淫。故《下经》曰：筋痿者，生于肝，使内也。有渐于湿，以水为事，若有所留，居处相湿，肌肉濡渍，痹而不仁，发为肉痿。故《下经》曰：肉痿者，得之湿地也。有所远行劳倦，逢大热而渴，渴则阳气内伐，内伐则热合于肾，肾者水脏也；今水不胜火，则骨枯而髓虚。故足不任身，发为骨痿。故《下经》曰：骨痿者，生于大热也。

论言治痿者独取阳明何也？岐伯曰：阳明者五脏六腑之海，主润宗筋，宗筋主束骨而利机关也。冲脉者，经脉之海也，主渗灌溪谷，与阳明合于宗筋，阴阳总宗筋之会，会于气街，而阳明为之长，皆属于带脉，而络于督脉。故阳明虚则宗筋纵，带脉不引，故足痿不用也。

（《黄帝内经·素问·痿论篇》）

【参悟】骨质疏松症属于中医"骨痿"的范畴。早在《黄帝内经·素问·痿论篇》即指出骨质疏松症因于"肾气热"而"骨枯而髓减"，因此，中医论治骨质疏松症，现代从肾论治，已为医学界共识。其论又曰"治痿者独取阳明"，也明确提示对骨痿的治疗应该注重对脾胃的养护。

5.历节病（风湿、类风湿性关节炎）

【经典】历节黄汗出，故曰历节。趺阳脉浮而滑，滑则谷气实，浮则汗自出。少阴脉浮而弱，弱则血不足，浮则为风，风血相搏，即疼痛如掣。盛人脉涩小，短气自汗出，历节疼，不可屈伸，此皆饮酒汗出当风所致。

　　诸肢节疼痛，身体尪羸，脚肿如脱，头眩短气，温温欲吐，桂枝芍药知母汤主之。

　　病历节，不可屈伸，疼痛，乌头汤主之。

　　　　　　　　　　　　　　　　（《金匮要略·中风历节病脉证并治》）

　　【参悟】现代医学所言风湿、类风湿性关节炎属于中医"历节病"的范畴，《金匮要略》里点明了历节的定义、病因病机、治法方药，桂枝芍药知母汤为常用方剂，寒湿痛甚者可用乌头汤。然现代医学证明乌头有肝肾毒性，内服时注意用法用量，临床可加配外用。

6. 骨痈疽（化脓性骨髓炎）

　　【经典】黄帝曰：夫子言痈疽，何以别之？岐伯曰：营卫稽留于经脉之中，则血泣而不行，不行则卫气从之而不通，壅遏而不得行，故热。大热不止，热胜则肉腐，肉腐则为脓。然不能陷于骨髓，骨髓不为燋枯，五脏不为伤，故命曰痈。

　　黄帝曰：何谓疽？岐伯曰：热气淳盛，下陷肌肤，筋髓枯，内连五脏，血气竭，当其痈下，筋骨良肉皆无余，故命曰疽。疽者，上之皮天以坚，上如牛领之皮。痈者，其皮上薄以泽。此其候也。

　　　　　　　　　　　　　　　　　　（《黄帝内经·痈疽》）

　　【参悟】本段论述了痈疽的病机，点明两者的鉴别要点。痈是气血受毒邪所困而壅塞不通，属阳证，表现为红肿高起，焮热疼痛，在未成脓之前无疮头而易消散，已成脓则易溃破，溃后脓尽而愈。疽则是因感受毒邪郁于肌肉筋骨之间，气血凝滞而成，属阴证。表现为漫肿平塌，皮色不变或黑暗不泽，未成脓难消，已成脓难溃，溃后难以收敛。

　　【经典】寒邪客于经络之中则血泣，血泣则不通，不通则卫气归之，不得复反，故痈肿。寒气化为热，热胜则腐肉，肉腐则为脓。脓不泻则烂筋，筋烂则伤骨，骨伤则髓消，不当骨空，不得泄泻，血枯空虚，则筋骨肌肉不相荣，经脉败漏，熏于五脏，藏伤故死矣。

（《伤科补要》）

【参悟】本段指出了化脓性骨髓炎因延治、误治造成不治的严重后果，痈肿不消，则会烂筋、伤骨、髓消、骨空、血枯、经脉败漏、藏伤故死。

【经典】附骨疽者，由当风入骨解，风与热相搏，复遇冷湿；或秋夏露卧，为冷所折，风热伏结，壅遏附骨成疽。

（《诸病源候论》）

附骨疽痛深，按之无益，着骨而生，脓水腐溃，碎骨出尽方愈。治之宣热去毒，又当温肾，未可专用凉剂。更在针烙其病，务详浅深，刺拔其根则易愈。

（《世医得效方》）

附骨疽有因露卧，风寒深袭于骨者；有因形气损伤不能起发者；有克伐之剂，亏损元气，不能发出者；有因外敷寒药，血凝结于内者。凡此皆宜灸熨患处，解散毒气，补接阳气，温补脾胃为主。若饮食如常，先用仙方活命饮，解毒散郁，随用六君子汤，补托荣气。若体倦食少，但用前汤，培养诸脏，使邪不得胜正。若脓已成，即针之，使毒不得内侵。带生用针亦无妨，如用火针，亦不痛，且使易敛。其隔蒜灸，能解毒行气，葱熨法能助阳气行壅滞，此虽不见于方书，余常用之，大效。其功不能尽述，惟气血虚脱者，不应。

（《外科枢要》）

【参悟】化脓性骨髓炎、关节炎，属于中医"无头疽"、"附骨疽"的范畴，自古典籍多有记载。中医认为其病起于寒客血脉，寒气化热或风热相搏，复遇冷湿，初多以热毒内蕴，热盛肉腐，久患不愈，则可见血虚寒凝、气血两虚或肝肾亏虚之象。刘教授认为，此病的认知与治疗，得益于现代医学的发展，通过细菌培养、特异性抗生素治疗的手段，对急性期的控制感染、消除病因，效果明显，应为临床首选治疗；然而患病者，多为体虚易感，或易转慢性，迁延不愈，病久亦伤正气，因此，使用中医中药治疗，扶正祛邪，是现代临床治疗的必要手段。

第八章　薪火相传

应用"筋滞骨错"理论及手法治疗退行性腰椎滑脱症的体会

退行性腰椎滑脱症好发于 50 岁以上的人群，以腰痛、下肢感觉异常及间歇性跛行等表现，给患者的生活带来了诸多不便。中医骨伤对筋骨病的理论较多，如"筋出槽，骨错缝"、"筋骨同调"等，其中刘克忠教授应用"筋滞骨错"理论对筋骨病的病因病机及治疗上有独到的见解和特点。

《黄帝内经》中早有"诸筋者，皆属于节""骨为干，脉为营，筋为刚，肉为墙"的说法。在《杂病源流犀烛》上也说"筋也者，所以束节络骨，绊肉绷皮，为一身之关纽，利全身之运动…人身之筋，到处皆有，纵横无算"。由此可见在筋骨关系中，骨为干，支撑筋，为筋提供了支撑点；筋束骨，起着连接、约束骨，同时，这起到了带动骨及关节活动的作用。从现代解剖学的角度来看，骨的概念是一致的，而筋可以理解为具有一定生物力学性能的纤维组织，大致上可以理解为肌腱、筋膜、韧带、椎间盘等软组织。刘教授认为，从整个脊柱的解剖结构来看，脊柱有椎骨及椎间盘组成，同时由韧带连接并附着了大量肌肉，肌肉的收缩带动了脊柱产生了前屈、后伸、侧弯、旋转等活动，正如《素问·痿论》所言："宗筋者，主束骨而利机关也"。

筋滞骨错理论认为，在正常的生理状态下，筋与骨之间存在一种相对的平衡状态，其平衡形式多种多样，不仅包括静态平衡，也包括动态平衡，而退行性腰椎滑脱症的实质是筋骨平衡被打破。从阴阳学说的角度来看，骨在内、主静、属阴；筋在外、主动、属阳，在"筋柔骨正、骨正筋柔"的生理状态下，筋骨关系就如同阴阳关系一般处在动态平衡中。

退行性腰椎滑脱症属于中医"痹症"范畴，其主要病因病机是外感风寒暑湿之邪，邪气滞留于肢体筋脉、关节、肌肉、经脉，气血痹阻不通，不通则痛。另一方面，痹病日久，耗伤气血，损及肝肾，肝肾亏虚，不能濡养经脉，导致筋约束骨的力量减弱，即筋滞。当筋对骨的约束力量减弱到一定程度时，则会发生骨错。而骨错也会使其支撑筋的功能发生异常，使筋在人体的空间位置结构进一步发生失衡，从而导致筋滞加重。由此可见，在退行性腰椎滑脱症的发生发展中，首先发生筋滞，导致筋骨平衡开始被破坏，筋滞到达一定程度后导致了骨错，而骨错的发生进而致使筋滞加剧，筋骨失衡进一步加重。由此可见，筋的异常在筋骨失衡中占据了主要地位。

刘教授根据多年临床经验，认为以筋滞骨错理论"以筋为先、以衡为用"恢复筋骨平衡是治疗退行性腰椎滑脱症的关键所在，因为退行性腰椎滑脱症的病机主要是筋骨失衡。同时，由于椎旁肌肉维持的动力性平衡失调是脊柱力学失衡的主要原因，故在治疗时要着重调整脊柱的动力性平衡。因此，治疗时首先应用手法理筋，手法要轻，用力要巧，待恢复筋的柔顺及生理功能后，再辅以正骨手法，遵循关节的解剖结构，纠正骨错，恢复筋骨正常的空间位置，从而恢复筋骨平衡。在手法治疗后应告知患者注意卧床休息，佩戴护腰，指导患者日常功能锻炼，加强腰部核心肌群的力量，恢复肌肉功能，保持腰椎稳定，维持筋骨平衡。

刘教授治疗退行性腰椎滑脱症病案举例

患者张某，男，59岁，因腰痛3年，加重1个月就诊。患者3年前无明显诱因出现腰部酸痛，无间歇性跛行，无双下肢不适，未行特殊治疗，腰痛反复发作，1个月前腰痛加重，双下肢偶有麻胀不适，伴夜间盗汗、口干。查体：脊柱生理弯曲存在，腰椎无明显侧弯畸形，L_4~L_5棘突间压痛、叩痛，左侧椎旁压痛明显，向左下肢放射，双侧坐骨神经循行区无明显压痛，双侧股神经牵拉试验（-），左直腿抬高试验（+），加强试验（+），双侧"4"字试验（-），双侧托马斯征（-）。双下肢肌力、肌张力正常。生理反射存在，病理征未引出。舌苔薄白，脉沉细弱。辅助检查：腰椎X线片提示腰椎退行性改变、L_5椎体一度滑脱。中医诊断：痹证（肝肾亏虚证）；西医诊断：腰椎滑脱症。治疗方法：首先施以理筋手法，患者取俯卧位，腹部下垫软枕，使腰椎后伸，双手放于枕前以支撑上身重量，头部上仰，呈抬头挺胸位。医者实施手法操作：①牵抖法：患者取俯卧位，双手扶持床头，全身放松，一助手把持患者腋下并随医者牵抖节奏而相对用力。医者双手握紧患者双踝部，利用自身腿、腰、臂力有节奏地向后上方牵抖，注意调整力度和角度使之柔和协调。开始时由轻到重15～20次，结束手法时由重而轻10～15次。②揉擦法：即揉法和擦法的合用。③推扳法：即推擦斜扳手法，斜扳时患者侧卧，先患侧（以左侧为例）朝上，医者面对患者站立，用右肘部固定患者骨盆，以手掌轻扶患处以下的脊柱，左手用力将患者肩部轻轻向后推，左右两臂相对用力先摇晃几下，分散患者注意力并使之放松，再突然加力斜扳即可听到或触及弹响，若无再重复一次。最后，辅助手法：在患者不同的体位下行点、按、揉、推、弹、拨等手法运展10～15分钟。施术后指导患者行功能锻炼，练习"小燕飞"动作，患者取俯卧位，面部朝下，双臂以肩关节为支撑点，轻轻抬起，手臂向上的同时轻轻抬头，双肩向后向上收起。与此同时，双脚渐进抬起，腰骶部肌肉收缩，尽量让胸腹部支撑身体，持续3～5秒，然后放松肌肉，四肢和头部回归原位休息3～5秒再做。早晚各10～15个，并佩戴护腰下地活动。同时，医者予以独活寄生汤培补肝肾、舒筋止痛。手法治疗隔日1次，3次/周。嘱患者注意饮食营养，行走坐卧姿势正确，合理规范运动，嘱连续治疗3个月。3个月后回访，诉腰痛症状消失，腰椎X线片复查示腰椎滑脱基本恢复。

应用体会：

刘教授认为退行性腰椎滑脱症的病机是筋骨失衡，因此在治疗时也因着重纠正筋滞、骨错，以求恢复筋骨之间的平衡关系。同时，筋滞骨错理论也十分重视整体观念，故在治疗过程中要重视望诊、触诊及相关的专科检查，要注意观察患者的精神面貌、形体、脊柱形态及活动，并结合影像学检查全面掌握患者病情，不可盲目采取治疗措施。刘教授特别提醒对年龄过大体质虚弱、伴有严重骨质疏松症、椎弓根断裂、腰椎滑脱二度以上患者，斜扳手法慎用或禁用。

刘教授强调，"准确"、"持久"、"柔和"是手法治疗一贯的原则。"准确"指辨证、立法、施术必须准确；"持久"既指具体手法操作要持久，又指整个治疗过程要持久；"柔和"则不但含操作无强暴粗鲁之感而轻重适度之意，又寓辨证施术而补虚泻实之义。在手法治疗过程中，刘教授主张用巧力、寸劲，反对用拙力和暴力。医生不仅要尽可能地采取合适的体位，而且借助自身的重力、腰力、腿力、手力并用，达到省力的目的。刘教授在长期的实践过程中摸索出一套新的方法，认为将俯卧牵抖（牵抖法有行气通窍、舒筋活络、通利关节作用）放在第一步可以先起到"松"的作用，只有先"松"才能"活"，而后为使"巧"打下基础，揉捻法具有消肿止痛、平衡阴阳作用，适用于腰背、四肢等肌肉丰厚的部位。推擦法是一种柔和温热的刺激，具有温经通络、行气活血、消肿止痛、健脾和胃作用；而扳法具有解除痉挛、交锁作用，并对软组织的粘连有松解之功。经过临床验证确实收到良好的效果。

"筋喜柔不喜刚"，切不可粗暴、生扳硬拉，力量应由轻渐重，感觉由浅入深，使患者并不感到皮肉疼痛之苦。即"法之所施，使患者不知其苦"。"筋喜温而恶寒"，采用动则生阳之原理，主张按摩手法以被动活动与主动练功相结合，从而得到筋主动，以协调为顺的生理功能。在做完手法后，注意保暖，主张再在局部敷上温阳通滞之品，这样内外结合，能起到相得益彰的效果。

（陈洪波）

刘克忠治疗非特异性下腰痛的经验

非特异性下腰痛是一种常见病、多发病，主要症状为下背部、腰骶部、臀部疼痛不适和腰部功能障碍，依靠临床查体和实验室检查一般难以确诊，病理改变不明确并且排除肿瘤、感染、骨折、骨质疏松、椎间盘突出、滑脱等明确临床病因的一类疾病总称，其属于骶髂关节综合征、脊柱后关节炎综合征、腰三横突综合征、梨状肌综合征、腰背肌筋膜炎、腰扭伤等范畴。非特异性下腰痛的病因不明确，其主要因素为关节突源性疼痛、椎间盘源性疼痛和神经根及背根神经节性疼痛，包括腰椎间盘的退变、小关节的退变、肌肉的因素、棘上及棘间韧带损伤、骶髂关节因素、心理因素、免疫因素、动脉粥样硬化及温度湿度、脊神经后支损伤等。

中医学将非特异性下腰痛归属为"腰痛""痹证"范畴。《杂病源流犀烛·腰脐病源流》及《素问·痹论篇》中均对该病病因、机制有详细记载，现代中医认为，非特异性下腰痛乃由风寒湿邪侵袭以及肝肾亏虚引起的经络痹阻、气血不畅，使得腰部不能濡养，或由外力所致腰部损伤而导致此病，因此，该病实为虚实夹杂之症。

由于该病病因及发病机制较为复杂，目前尚无特效的疗法，保守治疗为非特异性下腰痛的主要治疗方法，均为多种治疗方式综合使用，包括非甾体类抗炎药、肌松剂、中药等药物治疗、物理治疗、穴位注射、针灸、手法推拿、功能锻炼等，可产生较好的临床疗效。腰背肌功能锻炼可维持腰椎稳定性，可以增加腰部核心肌群肌力，加速局部血液循环，减轻局部炎症反应，改善神经根及硬脊膜粘连。循序渐进的腰背肌锻炼具有增强腰背肌力、疏通气血、强筋壮骨的作用。

刘教授认为非特异性下腰痛的治疗原则为减轻疼痛和改善患者功能。推拿疗法是在"导引"基础上发展而来，基于中医理论指导下，用手、上肢或器械刺激患者体表的经脉、穴位，以达到预防和治疗疾病的方法。《医宗金鉴·正骨心法经旨》中记载有："因跌仆闪失，以致骨缝开错，气血阻滞，为肿为痛，宜用按摩法。""按其经络，以通郁闭之气，摩其壅聚，以散瘀结之肿"。刘教授常用手法治疗：患者取俯卧位，医者站在患者体侧，分别用摩法、揉法、弹拨手法，从上向下沿督脉及膀胱经的第一侧线往返操作3~4次，用滚法于肾俞穴、阿是穴、大肠俞穴往返操作3~4次，放松腰部痉挛的肌肉。弹拨肝俞、脾俞、肾俞、三焦俞等穴位处，必要时可用拳尖和肘尖重力弹拨僵硬的条索状结节，至局部透热为度。点穴按患者腰阳关、大肠俞、环跳、委中、承山等穴位，以患者感到酸麻胀痛为止。用虚掌拍打法在腰骶部两侧操作，至局部微红为度。3次/周，1周为1个疗程，共治疗两个疗程。患者病变部位的血流量增加，局部止痛物质代谢水平加快，从而让患者下腰部的疼痛感得到降低。

刘教授常用点穴手法：①大肠俞穴位点附近。患者取坐位，医者坐于其后，拇指触摸到疼痛筋结后，令患者尽力上举患侧上肢，拇指顺势捋顺筋结。②外陵穴位点附近。医者坐于患者后方，一手拇指固定髂后上棘，一手拇指固定在髂前上棘的腹斜肌压痛点，嘱患者向患侧转腰，待医者感觉手下筋膜被牵动时拇指用力捋顺疼痛筋结，并让患者回转腰部至中立位。③股骨小转子处穴位点。患者取仰卧位，患侧下肢屈膝、屈髋、外旋、外展，医生位于患侧。医生一手拇指固定在患侧腰大肌肌腹，一手拇指定点卡住腰大肌止点股骨小转子，用肋下部顶住患者膝关节嘱患者屈曲患侧髋关节，医生用上肢阻挡、对抗患者屈髋，让腰大肌、髂肌收缩，再慢慢使髋关节外旋、伸直，舒展髂肌平面，在活动过程中顺势松解腰大肌止点。

刘教授也强调腰背肌功能锻炼的作用。手法治疗结束后指导患者进行功能锻炼，以腰背肌训练和腹肌训练为主，具体有：

（1）腰背肌锻炼：①小燕飞法：患者取俯卧位，双上肢后伸，双下肢伸直后伸，腹部紧贴床面，头胸部抬起，四肢最大程度的背伸，整个动作完成后如同飞燕。患者腰背肌背伸后停留 5～10 秒，然后放松 5～10 秒，再重复，每组动作约 10 遍，以患者能承受为度，每次 3 组，每天 2 次。②五点支撑法：患者取仰卧位，用头部、双肘及双足支撑用力，抬起腹部，锻炼频率同小燕飞法。腰背肌功能锻炼时的小燕飞法、五点支撑法可交替使用。

（2）腹肌训练：鼓励患者进行仰卧起坐、仰卧抬腿运动。锻炼至腰背部肌肉发热后，即停止运动，自觉以肌肉不疲劳为度。

功能锻炼在一定程度上可以提高肌肉力量、提高腰部肌肉感受器的灵敏度、恢复脊柱平衡系统，从而保证椎体之间的动态平衡，维持椎管内容物的相对稳定生存环境。手法治疗和功能锻炼还可以调节肌肉系统。手法治疗在机体相关的经脉线上，实施点、按、揉、推、弹拨等手法操作，可加快机体局部的血流速度、促进病变周围的炎性物质的吸收、镇痛递质的释放增加，还可松解粘连的软组织、使痉挛的肌纤维得以拉长，从而达到缓解腰部肌肉痉挛、促进气血运行及组织修复，使疼痛逐渐消散。

刘教授精于辨证，专于手法，又善于用药。刘教授认为，非特异性下腰痛的致病因素多为气虚瘀血，其治则应以活血通络，化瘀止痛为要法。《普济方》中有记载："……，内动经络，血行之道，不得宣通，瘀积不散，则为肿为痛，治宜除去恶瘀，使气血流通，则可原也。"是以气机顺则血行畅、肿痛消，病变局部软组织才得以足够滋养，挛缩的肌肉功能方可得到恢复正常。刘教授提出本病治疗应以活血通络，化瘀止痛为主要治法。

刘教授治疗非特异性下腰痛验案举隅

张某某，男，48岁。

初诊：2019年1月9日。腰痛伴左臀部疼痛、活动受限1周。诉半年前可能因劳累导致腰部疼痛，活动受限，伴左臀部，卧床休息可减轻，反复发作，近1周加重。查体：腰部呈板状，约L_4–S_1棘突下及棘突旁开0.5寸处压痛明显，左环跳、风市、承山压痛明显，直腿抬高试验阳性（左约45°，右约60°）。X线片提示：腰椎骨质增生，生理曲度变浅。MRI提示：L_4~L_5、L_5~S_1椎间盘突出。

诊断：痹证（非特异性下腰痛）。

处理：

（1）腰腿部津波治疗仪治疗，四组电极片分别吸附在腰骶区和左侧环跳、风市、承山、解溪，强度调至患者能承受的最大处，治疗时间20分钟/次，隔天1次，3次为1疗程。

（2）在腰骶部涂抹展筋丹，并用揉法按摩5分钟，每日2次。

（3）中药处方：徐长卿10g、鸡血藤10g、威灵仙10g、骨碎补10g、枸杞子10g、炒杜仲20g、肉苁蓉20g、川牛膝10g、防风10g、寻骨风10g、苍术10g、延胡索20g、独活10g、桑寄生10g，7剂。

（4）指导患者腰背肌及腹肌功能锻炼，每日2次。

（5）注意休息，不适随诊。

二诊：2019年1月16日。腰臀部疼痛明显好转，腰腿局部压痛明显减轻。

处理：同第一次就诊临床治疗方案。

随访：患者治疗后疼痛完全消失。

小结：选择合适的穴位进行津波治疗，可以代替按摩。清代医家吴师机在《理瀹骈文》中曾有论述："外治之理即内治之理，外治之药即内治之药，所异者法耳"。选用展筋丹方，以指揉药，用揉按手法，在患痛部位及患痛之相近关节揉按，可起局部镇痛活血消肿和散移痛异之作用，可以活关节之强直，有荣肌展筋之作用。抹药部位选择在腰骶部，是因为腰骶部位有督脉、膀胱经经络循行，穴位较多，效果更佳。中药方中徐长卿利水消肿，活血镇痛为君；鸡血藤补血活血通络，威灵仙祛风湿通经络为臣；骨碎补、枸杞子、炒杜仲、肉苁蓉补肝肾强筋骨，延胡索行气止痛，防风、寻骨风、苍术祛风湿止痛，三七、炮山甲活血化瘀止痛，共为佐药；川牛膝引药下行为使。诸药合用，共奏活血化瘀、祛风湿、行气止痛、补肝肾、强筋骨之功。穴位按摩，配合功能锻炼，再以中药辨证方调理能有效改善非特异性下腰痛的症状。

（彭　锐）

跟刘克忠老师临证几点深刻体会

（一）医德医心

在跟师临床学习，刘教授经常谆谆教诲，引用《左传》："三折肱知为良医"。《楚辞》屈原吟曰："九折臂而成医兮，吾至今而知其信然"。"三折肱知为良医"，"九折臂而成医兮"是说经过多次失败，积累了丰富的经验、教训才能成为良医、名医。也是讲失败对于一个医家成长所具有的特殊意义。俗云："学书纸费，学医人费"，是说医与人命攸关，若有差池，误人性命，即或名家高手，犹难免误诊误治，此亦常理。关键是失手之后怎样对待，常可看出医家心胸。有些医家常常文过饰非，不思悔改，终难长进。而名医则能坦诚接受，所谓"进与病谋，退与心谋"，善于从失败中吸取教训，真正是"三折肱知为良医"，其高风亮节，足令后人景仰。2003年在湖北中医学院附属门诊部成立濒湖博士工作室，刘克忠教授亲笔提携："骨正事正业正，人正气正风正"。有幸成为刘克忠教授传承工作室传承人，亲临跟师学习，深得刘教授厚爱，得到推拿正骨的精髓和教诲，从其中也领悟到刘教授中医传统正骨心法，应用于临床当中。

（二）手法检查是根本

刘克忠教授对临床骨伤患者检查的八法，复位的八法，用于骨折、软组织、骨关节的检查、复位、治疗及纠正关节错位紊乱始终。刘教授经常说骨折、伤筋、劳损、错位、紊乱就如同衣服打皱褶了，把衣服摆正、揉搓、推平、理顺，骨折就复位了，伤筋就顺了，骨关节错位复原了，软组织得以修复了。可见刘教授悟出了手法正骨、伤筋、复位治疗的精髓和境界。刘教授认为理筋整复检查手法最为关键，是体现医生水平的技术活，要对全身骨骼、骨关节、骨组织、肌腱、筋膜、椎间盘、肌肉、韧带的起始点位置和结构烂熟于心，对每一块骨骼、软组织的劳损、损伤、伤痛、反应点部位进行详细的触摸、按压、对挤、推顶、叩击、扭旋、伸屈、摆动八种触摸检查诊断，此八种手法要平时多练多摸，练习手指、掌敏感性，做到"机触于外，巧生于内。手随心转，法从手出"。以上这两句是清代乾隆朝太医吴谦编修的《医宗金鉴》中的话。道理深刻，文字简单。但直到今天，仍然让我们深受裨益。从而了解该疾病发生的原因、病性、病位、程度及其以后发生、演变、发展变化的各种情况。在骨伤科、推拿科、针灸科、康复科的检查中，除中医望、闻、问、切四诊外，更重要的是对患者受伤部位进行仔细的手法检查，借以了解受伤情况、判断患者伤势轻重，做出确切的诊断，为进一步正确治疗打下坚实的基础。

（三）筋骨并重，手法药物并重

刘教授注重"筋骨并重"，"手法药物并重"。外力侵及人体，造成损伤，轻者仅及皮肉，为肿为疼；重者过筋中骨，而致骨折、脱位。再重者，可连及脏腑，危及生命。然而，不管何种损伤，虽有轻重不同，时间久暂之异，但都或轻或重伴有一定程度的筋肉伤，因而临床上常见大量筋伤患者。通过相应的手法配合药物治疗，既能舒筋活血，消肿止痛，又可调理气血、强壮筋骨、通利关节，使损伤肢体恢复正常功能。

刘教授在临床上经常将手法和外擦药相结合，利用药物行气活血，结合手法按摩通经活络，使毛窍开放，有利于药物的渗透、吸收，从而充分发挥其药效，二者相辅为用，相得益彰。其常用药物中包括粉剂揉药法和液剂揉药法。液剂揉药法配成展筋药酒。有时也用白酒、红花油或自制中药酒剂施治，效果极佳，手法到位，药渗透到位，立竿见影，疼痛立即消除。

（四）精准复位，法由心生

刘克忠教授临床擅长传统中医手法接骨复位，对临床所见患者骨折的情况千变万化，临床治疗方法烂熟于心。总结骨折基本上不外横断、斜断、螺旋及粉碎骨折；骨折变位虽多种多样，但归纳起来不外侧方移位、前后移位、成角移位、重叠移位、旋转移位、背向移位，以及分离移位。关节脱位只有全脱、半脱之分，而脱出部位则有在近端肢体的上下、前后、左右之别。医者在整复骨折变位、关节脱位或骨折合并脱位时，要根据不同类型和复位的难易程度，并非所有的手法均要用，更不是固定组合，而是随机应变、法由心生、应之于手。或选用一法一则，或合用数法数则，一般都能获得满意效果。拔伸牵拉法遵循"欲合先离，离而复合"。推挤提按法将患肢肢体摆正位，一般先推平理顺，牵引拉开，接着才能挤压，用手掌或拇指单向用力，将错位筋膜、关节、骨折理顺，推平还原。再根据组织凹陷或凸起，进行下一步手法提法或按法治疗。总之，推、挤、提、按是临床应用最为广泛的手法。折顶对位法根据力学原理，借用巧力使骨折对位，适用于近关节部位和某些长管状骨干的横断骨折。嵌入缓解法是在心领神会的状态下才能使用该手法。该法也需在筋肉松弛下缓缓扩大畸形，使脱位的关节或骨折两端松解张口，然后根据不同情况施以不同方法。回旋拨搓法是骨折背向移位的原因，与暴力的方向，肌肉的牵拉和肢体的扭转有关；或为伤后骨折未做临时固定，而搬运移动所致。是纠正骨折背向移位的手法，当骨搓背向不能用拔伸牵拉复位时，应在筋肉松弛的情况下，以近骨折端为中心，将骨折远端环绕近折端回旋，背向搓即能矫正。摇摆推顶法是整复横断锯齿形和关节端粉碎骨折的手法。摆正局部治疗部位，推顺筋膜、肌肉组织，在助手帮助下牵拉骨折，或关节远端，持续用力牵引。原路返回法即所谓原路返回，就是根据关节脱位发生的过程，采用相应的手法，"反其道而行之"，使脱位的关节一步一步地回归原位。旋撬复位法是用来整复关节脱位的手法。借用杠杆原理，巧妙地使关节复位。

（五）疏通经络，舒展筋骨

骨伤疾病，经络不通，筋骨错位损伤特别常见。用以导引、疏通周身的气血，通经活络，其中包括摩擦法、平推法、搓揉法、拍击法、循经刮法、循经点穴法、理四肢法、插肩胛法和拍打叩击法九法。疏通经络，活血化瘀，理气止痛，松解粘连，促进骨疲劳修复的作用。避免骨折后或软组织损伤后引起的肌肉及关节疼痛，骨折愈合或脱位复位后遗症，如关节强直、肌肉萎缩、手术后遗症。由其他原因引起的肌肉瘗软和关节功能障碍，如小儿麻痹、肩凝、风湿、劳伤等。陈旧性关节活血、脱位或骨折，若选用手法复位，术前必须进行充分的活筋。

（齐凤军）

刘克忠教授治疗梨状肌综合征临证体会

梨状肌综合征是一种由梨状肌损伤后压迫坐骨神经，并伴有显著性臀部疼痛的疾病。梨状肌综合征多由间接外力所致，如闪、扭、跨越、反复下蹲等动作及慢性劳损，感受风寒侵袭等引起。腰部遇有跌闪扭伤时，髋关节急剧外展、外旋，梨状肌猛烈收缩；或髋关节突然内旋，使梨状肌受到牵拉，均可使梨状肌遭受损伤。有坐骨神经走行变异者更易发生。梨状肌的损伤可能为肌膜破裂或部分肌束断裂，导致局部充血、水肿，肌肉痉挛，肥大或挛缩，常可压迫、刺激坐骨神经而引起臀部及大腿后外侧疼痛、麻痹。久之可引起臀大肌、臀中肌的萎缩。某些妇女由于盆腔炎、卵巢炎或附件炎等波及梨状肌，也可引起梨状肌综合征。

刘教授认为梨状肌综合征临床诊断需明确，不能和其他因素所致的腰腿疼混淆，否则疗效不佳。临床诊断上刘教授将梨状肌综合征分为急性和慢性两种。属于急性者：病程较短，臀部疼痛，夜间尤甚，压迫患侧时疼痛加剧，患侧不能贴床，常伴有患侧大腿后外侧疼痛和跛行。严重者自觉臀部有"刀割样"或"烧灼样"疼痛，大、小便或大声咳嗽等引起腹内压增高时可使疼痛加剧，睡卧不宁，甚至走路跛行。偶有会阴部不适，小腿外侧麻木。梨状肌肌腹有压痛，可触及条索状隆起的肌束或痉挛的肌肉，有钝厚感，或者肌腹呈弥漫性肿胀，肌束变硬、坚韧，弹性减低，臀肌可有轻度萎缩，沿坐骨神经可有压痛。直腿抬高试验在小于60°时，梨状肌被拉紧，疼痛明显，而大于60°时，梨状肌不再被拉长，疼痛反而减轻。加强试验阴性。梨状肌紧张试验阳性（髋关节内旋内收活动疼痛加重）。梨状肌封闭后，疼痛可消失。属于慢性者：病程一般较长，患者自述患肢变短，臀部疼痛或大腿后外侧胀痛，患侧臀部肌肉明显萎缩，患侧腿无力，站立行走不稳，触摸患侧臀部变钝厚，局部肌肉弹性减低，压痛明显。梨状肌综合征应与腰椎间盘突出症、椎管狭窄症等出现腰、臀、腿部疼痛疾病鉴别。

目前治疗梨状肌综合征的方法很多，各有所长。刘教授以弹拨手法为主进行综合治疗效果较好。刘教授手法：患者取俯卧位，在患侧梨状肌处做局封后（约2分钟），医者用右手大拇指（左手大拇指亦可），触摸钝厚变硬的梨状肌，用力深压并用弹拨法来回拨动梨状肌5~10次，弹拨方向应与肌纤维相垂直，手法由轻到重，点按环跳、承扶、委中等穴，然后再进行顺正和压平，所谓顺正，就是医者以手掌（一般以右手掌）小鱼际在患侧臀部顺梨状肌的走向向前、向下滑推，用力柔和。所谓压平，即医者以双手大拇指或手掌在受损的梨状肌上向前压按，用力可稍大，使损伤的梨状肌复平。再让患者取仰卧位，医者将患侧下肢做直腿抬高3~5次，根据病情轻重，直腿抬高度数以患者能忍受为止，并以两手握住患肢踝部牵抖下肢而结束。

根据梨状肌综合征临床表现，可将其归属于中医学"腰腿疼""痹症"之范畴，本病内因一般为肾气虚弱，无以充养筋脉，外因多为感受外邪、跌仆闪扭而致气血阻滞不通，瘀血留着，筋失柔顺。因此刘教授以弹拨法为主，以解痉止痛、剥离粘连，最后配以顺正、压平和抖法，调和气血。诸法合用具有较好的疏通气血，柔筋解痛的作用，体现了以通治痛的原则。

刘教授用药：治疗梨状肌综合征虽以手法为主，但针对梨状肌综合征急性期气滞血瘀，疼痛剧烈，动作困难，可用当归9g、赤芍9g、生地9g、川芎9g、桃仁9g、红花9g、羌活9g、独活9g、知母3g、木瓜9g、续断9g、杜仲9g、制香附9g、延胡索9g，合并风寒湿者，加寻骨风、羌活、独活、制二乌、木瓜等祛风散寒、理气通络。该药方以四物补血为主，兼顾益肾补虚。熟地为君药，主要有增补新血功效，血虚者肝邪必旺，阻滞易生，血液易耗，故以白芍泄之。川芎散之，肝邪平则当归、生地补血方能有效。红花具有养血生新功效，羌活、独活具有宣通气道、善搜伏风功效。加知母引药，木瓜疏肝和脾，舒合风寒湿痹之邪，舒利筋脉，续断、杜仲益肾补肝，专益筋骨，为理腰肾要药，除寒胜湿之品。延胡索活血行气，能行血中气滞，气中血滞，专治一身上下诸痛，配合制香附以行气止痛。

梨状肌综合征属慢性者，宜补养气血，舒筋止痛，可用：金钱草9g、制乳没各9g、威灵仙9g、伸筋草9g、赤芍9g、当归9g、红花6g、牛膝6g、桂枝6g、鸡血藤12g，水煎服。金钱草祛风除湿，活血散瘀；鸡血藤活血舒筋，养血调经。当归既能补血、又能活血止痛，发挥通行经络、调和归纳之功效。威灵仙能祛风湿、通经镇痛；伸筋草、赤芍、红花、制乳没行散以舒筋活络，活血祛瘀、消肿止痛；佐以桂枝，温经达络，解散营分风寒。牛膝补肝肾。诸药共奏活血化瘀、解痉止痛、调和气血之功效。

刘教授治疗梨状肌综合征验案举隅

刘某，男，42岁。

初诊：2018年11月6日。左臀部疼痛伴下肢放射痛1天。诉1天前髋部扭伤后出现左臀部疼痛（自述像刀割样）伴下肢放射痛，不能行走和患侧侧卧。查体：左侧梨状肌肌腹有压痛，可触及条索状隆起的肌束，沿左下肢坐骨神经可有压痛，直腿抬高试验阳性，加强试验阴性，梨状肌紧张试验阳性。X线片提示：腰椎骨质增生，生理曲度变浅。MRI提示：L_4~L_5、L_5~S_1椎间盘膨出，未见椎管狭窄。

诊断：梨状肌综合征。

处理：

（1）以弹拨法为主，用力深压并用弹拨法来回拨动梨状肌5~10次，点按环跳、承扶、委中等穴，并配以顺正、压平和抖法；再让患者仰卧，医者将患侧下肢做直腿抬高3~5次，以患者能忍受为度。治疗时间20分钟/次，隔天1次，3次为1疗程。手法完毕后患者即感左髋疼痛及下肢放射痛减轻。

（2）中药处方：当归9g、赤芍9g、生地9g、川芎9g、桃仁9g、红花9g、木瓜9g、制香附9g、延胡索9g，7剂，煎服，每日1剂，分3次服用。

（3）卧床休息，不适随诊。

二诊：2018年11月8日。左臀部及下肢痛明显好转，直腿抬高试验阴性，加强试验阴性，梨状肌紧张试验弱阳性，卧床休息已无不适感，仅下地活动时左髋部稍感不适。

处理：同第一次就诊临床治疗方案。

三诊：2018年11月10日。左臀部及下肢痛基本消失，直腿抬高试验阴性，加强试验阴性，梨状肌紧张试验阴性，已能正常下地活动。

处理：同第一次就诊临床治疗方案，嘱患者将中药服完，可以适当活动髋部。

随访：患者症状消除后，未再次发病。

小结：此例梨状肌综合征患者属跌仆闪扭而致气滞血瘀，不通则痛，筋失柔顺，以气滞为重。因此刘教授以弹拨法为主，以解痉止痛、剥离粘连，最后配以顺正、压平和抖法，手法适宜，即收立竿见影之效。并配以中药内服，以理气止痛，活血化瘀，而且用药简洁价廉。刘教授以手法为主，配合中药内服，治疗梨状肌综合征进行综合效果确切，立竿见影。

（熊　勇）

手法药物加功能锻炼治疗腰椎间盘突出症临证体会

经过近60年的不断学习、实践、总结、科研、创新，刘教授学术渊源有五，即：中医经著、诸家合融、立德树人、医教协同、继承创新。始终以继承和弘扬中医学为己任，中西融会贯通，并逐步形成独特的、完整系统的理论和方法及学术思想体系。笔者从小受家父影响很深，下面就谈谈本人在临床跟师过程中观察家父手法药物配合功能锻炼，治疗腰椎间盘突出症的心得体会。

　　腰椎间盘突出症又称腰椎间盘纤维环破裂髓核突出症，是指因腰椎间盘发生退变，在外力作用下使纤维环破裂、髓核突出，刺激或压迫神经根，而引起以腰痛及下肢坐骨神经放射痛为特征的疾病。本病好发于20～40岁青壮年，男性多于女性，是临床最常见的腰腿痛疾患之一。发病后主要表现为腰痛伴有下肢坐骨神经放射痛。腰腿疼痛可在咳嗽、打喷嚏、用力排便等，腹腔内压升高时加剧，步行、弯腰、伸膝起坐等牵拉神经根的动作也使疼痛加剧，腰前屈活动受限，屈髋屈膝、卧床休息可使疼痛减轻。重者卧床不起，翻身极感困难。病程较长者，其下肢放射痛部位感觉麻木、发冷、无力。中央型突出造成马尾神经压迫症状为会阴部麻木、刺痛，二便功能障碍，双下肢不全瘫痪。临床体格检查可发现患者腰部活动受限，直腿抬高试验阳性，加强试验阳性，屈颈试验阳性，仰卧挺腹试验与颈静脉压迫试验阳性，上腰椎间盘突出时股神经牵拉试验阳性。临床上该病应与腰椎管狭窄症，腰椎结核，腰椎骨关节炎相鉴别。

　　本病属于中医学"腰疼""痹症"之范畴，外因多为感受外邪、跌仆闪扭而损及肢体筋脉，气血经脉痹阻。内因多为肝肾不足，筋脉失养。因此刘教授以扳法为主，以滑利关节、复位止痛，舒筋通络，缓解疲劳，同时配以点按法、㨰法，温经散寒、活血通脉。诸法合用具有较好的疏通气血，柔筋解痛的作用，体现了以通治痛的原则。在治疗上，本病目前可分为手术疗法及非手术疗法。刘教授手法：先用按摩法，患者取俯卧位，医者用两手拇指或掌部自上而下按摩脊柱两侧膀胱经，至患肢承扶处改用揉捏，下抵殷门、委中、承山。再用推压法，医者两手交叉，右手在上，左手在下，手掌向下用力推压脊柱，从胸椎推至骶椎。继之用揉法，从背、腰至臀腿部，着重于腰部，缓解、调理腰臀部的肌肉痉挛。然后用脊柱推扳法，第一步俯卧推扳肩，医者手掌于对侧推髋固定，另一手将对侧肩向外上方缓缓扳起，使腰部后伸旋转到最大限度时，再适当推扳1~3次，对侧相同。第二步俯卧推腰扳腿，医者一手掌按住对侧患椎以上腰部，另一手自膝上方外侧将腿缓缓扳起，直到最大限度时，再适当推扳1~3次，对侧相同。第三步侧卧推髋扳肩，上肢屈曲，贴床的下肢伸直，医者一手扶患者肩前部，另一手同时推髂部向前，两手同时向相反方向用力斜扳，使腰部扭转，可闻及或感觉到"咔嗒"响声，换体位做另一侧。最后侧卧推腰扳腿，医者一手掌按住患处，另一手自外侧握住膝部（或握踝上，使之屈膝），进行推腰牵腿，做腰髋过伸动1~3次，换体位做另一侧。手法治疗完毕后，刘教授还会教导患者进行正确的功能锻炼，常用的是：①燕飞式：俯卧床上，双腿并拢，腰部用力，使头及腿同时远离床面，于最用力位置保持至力竭为1次，5~10次/组，2~3组/日；②拱桥式：仰卧位，双侧屈肘，屈髋膝，以投、双肘、双足五点支撑，作挺腹收腰的动作成"拱桥"状，保持30秒为1次，10次/组，2~3组/日；③"空中自行车"练习：平卧，双腿抬起，在空中模拟骑自行车动作，动作要缓慢而有力，一般练习20~30次/组，2~4组/日。

临床上，刘教授用手法治疗腰椎间盘突出症也会佐以药物治疗。针对寒湿痹阻者，用独活15g、桑寄生15g、杜仲15g、牛膝10g、细辛6g、秦艽10g、茯苓10g、肉桂心10g、防风10g、川芎10g、人参10g、甘草10g、当归15g、芍药10g、干地黄10g。方中重用独活为君，辛苦微温，善治伏风，长于祛下焦风寒湿邪而除痹痛。细辛发散阴经风寒，搜剔筋骨风湿；防风、秦艽祛风胜湿，活络舒筋；桂心温里祛寒，通行血脉。四药助君，祛风胜湿，宣痹止痛，共为臣药。桑寄生、牛膝、杜仲补肝肾，祛风湿，壮筋骨；当归、芍药、地黄、川芎养血活血，寓"治风先治血，血行风自灭"之意药合用，风寒湿邪俱除，肝肾强健，气血充盛，诸症自缓。针对肾气亏虚者，偏肾阳虚用干地黄20g、山药15g、山茱萸15g、泽泻10g、茯苓10g、牡丹皮10g、桂枝10g、附子10g。方用干地黄为君，滋补肾阴，益精与髓。臣以山茱萸，补肝肾，涩精气；薯蓣（山药）健脾气，固肾精。两味药与地黄相配，补肾填精，谓之"三补"。臣以附子、桂枝，温肾助阳，升发少火，鼓舞肾气。佐以茯苓健脾益肾，泽泻、丹皮降相火而制虚阳浮动，且茯苓、泽泻均有渗湿泄浊、通调水道之功；对于偏肾阴虚者，用熟地黄20g、山萸肉15g、山药15g、泽泻10g、牡丹皮10g、茯苓10g。方中重用熟地黄为君药，填精益髓，滋补阴精。臣以山萸肉补养肝肾，并能涩精；山药双补脾肾，既补肾固精，又补脾以助后天生化之源。佐以泽泻利湿泄浊，并防熟地黄之滋腻；牡丹皮清泄相火，并制山萸肉之温涩；茯苓健脾渗湿，配山药补脾而助健运。

刘教授治疗腰椎间盘突出症验案举隅

李某，男，45岁。

初诊：2019年10月8日。腰痛伴下右肢放射痛1天。患者因受凉致腰痛伴右下肢放射性痛麻，呈牵拉样疼痛，步履艰难。查体：腰脊居中，生理曲度可，$L_3 \sim L_4$、$L_5 \sim S_1$椎旁压痛（+），右侧臀部肌肉萎缩松弛，疼痛沿大腿外侧放射至小腿。双下肢等长，右直腿抬高试验阳性，加强试验阳性，双"4"字试验阴性，双足趾肌力正常，双侧浅感觉无异常。CT检查示：$L_3 \sim L_4$椎间盘膨出，$L_4 \sim L_5$椎间盘向右后突出，$L_5 \sim S_1$椎间盘向左后轻度突出，诊断为腰椎间盘突出症。

诊断：腰椎间盘突出症

处理：

（1）患者取俯卧位，局部点按法、弹拨法，以腰部痛点、腰夹脊及环跳、承扶、殷门、委中、昆仑、太虚为主。再用推压法，医者两手交叉，右手在上，左手在下，手掌向下用力推压脊柱，从胸推至骶椎。继之用擦法，从背、腰至臀腿部，着重于腰部，缓解、调理腰臀部的肌肉痉挛。然后用脊柱推扳法，第一步俯卧推扳肩，第二步俯卧推腰扳腿，第三步侧卧推髋扳肩。治疗时间20分钟/次，隔天1次，3次为1疗程。手法完毕后患者即感腰痛及右下肢放射痛减轻。

（2）中药处方：独活15g、桑寄生10g、杜仲10g、牛膝10g、细辛6g、秦艽10g、茯苓10g、肉桂心10g、防风10g、川芎10g、人参10g、甘草10g、当归15g、芍药10g、干地黄10g。7剂，水煎服，每日1剂，分3次服用。

（3）卧硬床，加强腰背肌功能锻炼，练习燕飞式、拱桥式及"空中自行车"练习。

二诊：2019年10月15日。腰痛及右下肢痛明显好转，直腿抬高试验阴性，加强试验阴性，下地活动仍感不适。

处理：同第一次就诊临床治疗方案。

三诊：2019年10月22日。腰痛及右下肢痛基本消失，直腿抬高试验阴性，加强试验阴性，已能正常下地活动。

处理：同第一次就诊临床治疗方案，嘱患者将中药服完，继续加强腰背肌功能锻炼。

随访：患者症状消除后，未再次发病。

小结：对于椎间盘突出症，刘教授以手法联合患者功能锻炼再配以相应中药进行治疗，手法以扳法为主，以滑利关节，复位止痛，舒筋通络，缓解疲劳，配以擦法局部点按，温经散寒、活血通脉。并联合燕飞式、拱桥式及"空中自行车"练习锻炼患者腰背肌肌力并提高下肢力量，同时配以中药内服，祛风湿，止痹痛。在以练功疗法治疗腰椎间盘突出症的过程中，刘教授认为要做到手法与练功相合。医者首先要重视自己的基本功练习，避免施行手法时有心无力，或力不从心。其次，也不能忽视患者的功能锻炼。指导患者进行正确的功能锻炼，对骨与关节损伤和骨疾病手术后康复有很好的促进作用。手法与练功相结合，可收到事半功倍之效，既能巩固、增强手法疗效，长期坚持，还能预防复发，增强体质，防病治病。

（刘　超）

刘克忠教授治疗颈椎病的临床经验总结

刘教授治疗颈椎病的提牵松解法是在平乐正骨手法的基础上结合现代运动医学理念、中医脊柱相关疾病理论和脏腑经络理论形成的。以提牵松活法为基础治疗，结合现代医学分型及中医辨证论治，配合中药内服、外用，或结合理疗等方式，综合治疗颈椎病，取得了良好的临床疗效。笔者跟从刘克忠教授学习，故将其治疗颈椎病的临床经验总结简述如下，以飨读者。

（一）颈椎病的分型与辨证

刘教授认为，颈椎病的病因病机复杂，临床表现多样，在临床治疗中应辨病、分型、辨证相结合，在中西医并重、中医辨证论治的原则下进行治疗。

1. 颈椎病的分型

现代医学认为，颈椎病是指颈椎椎间盘退行性改变及其继发的相邻结构病理改变，累及周围组织结构（神经、血管等），并出现与影像学改变相应临床表现的疾病，其基本分为五型，即颈型、神经根型、椎动脉型、脊髓型及交感神经型。而刘教授认为，可根据颈椎病的发病原因，将其分为两大类，即损伤型和压迫型。损伤型继发于损伤之后，首要分辨受伤时间，并遵从急则治标、缓则治本的原则，尽快祛除致伤外因，以免加重损伤。而压迫型主要是指慢性劳损所致的神经根、椎动脉型或脊髓的压迫。虽表现各异，其发病总因压迫所致，故其治疗应以解除压迫为第一要务。这两型各有偏重，又互有交叉。

2. 颈椎病的辨证

刘教授认为，根据颈椎病的临床表现，应归属于中医"痹症""痿证""项强""眩晕"等范畴。在辨病因的基础上，针对颈椎病的中医治疗，刘教授认为仍应以中医辨证论治为核心。综合患者发病机制、局部症状与全身情况、舌脉等，可将颈椎病分为五种证型，即风寒痹阻证、气滞血瘀证、痰湿阻络证、肝肾不足证和气血亏虚证。针对不同证型，手法与药物治疗均各有侧重，应在充分掌握了基本治疗手段的基础上，随证调整治疗手段。

（二）颈椎病的治疗

1. 颈椎病的手法治疗原则

刘克忠教授认为，无论何种病因导致的颈椎病，总以筋骨失衡，颈椎失稳为主，并可因压迫颈部神经、血管而产生的一系列症状和体征，因此其诊疗应遵循先师所授、平乐正骨倡导的筋骨互用平衡论。因此，临床上治疗颈椎病，以手法调整颈椎周围筋肉、恢复椎间平衡稳定为基础，再配合针灸、药物内服外用，整体治疗，最终恢复到"骨正筋柔""筋骨和合""气血流畅"的正常状态，恢复颈椎的正常功能。

2. 颈椎病的手法治疗流程

刘教授认为，手法治疗颈椎病要点在调整筋骨，基本方法是提牵松活法，其流程包括：

第一步，头枕部压揉法：患者呈坐位，直视前方，医者立于患者身后，医者双手五指呈扇形展开，压住头颅两侧，其中，拇指压住风池穴，环指压住太阳穴，从内向外压揉，力度适中，刚柔并济，持续用力。

第二步，颈项部捏揉法：患者取坐位，直视前方，医者立于患者身后，医者一手按住头顶百会穴，另一手捏揉颈部，从上至下，均匀滑动，手不离肤，力道持续，没有间隙；用力适中，力达筋骨。

第三步，头枕部提牵法：患者取坐位，直视前方，医者立于患者一侧，医者一手托住患者下颌部，一手托住其后枕部，逐渐向上牵拉，以解除椎体间的压迫，维持拔伸牵引数秒后，轻柔和缓地放下。

第四步，肩臂部拿捏法：患者取坐位，直视前方，医者立于患者一侧，医者一手握患者肘部、腕部，另一手自上臂向前臂，从上向下拿捏，缓解臂丛神经的压迫引起的上肢放射痛或麻木症状，做3~5次，两侧臂部均行此法治疗。

第五步，拔伸牵抖法：患者取坐位，直视前方，医者立于患者一侧，医者一手握患者无名指、小指，提拉患者腕部向上，同时，医者使用同侧肘部顶住患者肘部下压，另一手抵住患者头部，对向牵引，下压；快速放松患肢至伸直位，并续行牵抖法治疗。整个动作讲究连贯，一气呵成。

第六步，肩颈放松法：患者取坐位，直视前方，医者立于患者身后，以双手按、揉患者双侧肩胛部，放松斜方肌、冈上肌等，点按肩井、肩贞、肩外俞、肩中俞、天宗等穴位。

第七步，额部放松法：患者取坐位，仰头，医者双手拱起，以指腹压患者皮肤，自眉冲穴到攒竹穴，以擦法快速、轻柔、连续摩擦放松额部筋肉，并绕眼周画圈，逐一点按睛明、攒竹、鱼腰、丝竹空、太阳穴、瞳子髎、承泣、四白等穴位，放松眼周筋肉，并最终停于太阳穴，刺激眼眶神经。

第八步，头部叩击法：患者取坐位，直视前方，医者双手五指拱起，形如环状，快速叩击头皮，刺激头部神经。

3. 颈椎病的综合治疗

除了以手法治疗作为基础治疗以外，刘教授也非常重视药物配合治疗。纵观颈椎病的病因病机不离气、血、痰、瘀，为"本虚标实"之证，虚在气血、肝肾，实在痰湿、瘀血，因此其药物治疗也多采用补益气血、化痰祛湿、活血祛瘀的方药，其常用药物包括徐长卿、当归、鸡血藤、延胡索、制香附等。根据颈椎病发病所在经络循行部位，结合病因病机，刘教授认为颈椎病往往都有项背部紧张不适的症状，而项背属太阳经循行部位，太阳经脉痹阻不通是颈椎病发病的关键，如《伤寒论》原文第31条所言"太阳病，项背强几几，无汗恶风，葛根汤主之"，因此选用葛根汤加减治疗颈椎病，临床中取得了满意的临床疗效。此外，基于经络理论，在手法操作过程中，也非常注重配穴、取穴，基本穴位包括颈项部的风池、风府、大椎穴，头面部的百会、太阳穴，肩臂部的天宗、肩贞、列缺等穴，还可以根据患者的兼证取颈椎常用穴位，配穴治疗。

4. 颈椎病治疗验案举隅

患者李某，女，57岁，因"突发眩晕2日"就诊。患者自述2日前夜间起夜小解，起身时突发眩晕，顿觉眼前漆黑，站立不稳，伴心慌、出汗，遂即侧卧于床边，休息近10分钟渐觉好转。次日晨起如常，未觉不适。今日与友人相约至昙华林游玩，期间闻友人呼叫，向右侧转头，当即又觉眩晕不止，遂马上送至湖北中医药大学国医堂外治中心就诊。患者就诊时情绪紧张，烦躁不安，并诉近日偶感头痛、腰痛，又发眩晕，怀疑自己身患恶疾。医者稍安抚患者情绪后，予以体检，可见面色潮红，微汗出，颈项部僵直，头部向右侧旋转时眩晕加重，舌暗红，苔薄黄，脉弦细。诊断为：颈椎病（椎动脉型），肝郁血瘀证，予以疏肝解郁，活血化瘀治疗。颈项局部仍以八步八法治疗，左侧颈部重用颈项部捏揉法，治疗持续30分钟，并予以中药葛根汤加减（葛根12g，桂枝6g，生姜9g，炙甘草6g，芍药6g，大枣10枚，徐长卿10g，首乌藤20g，当归10g，鸡血藤20g，全当归20g，川芎20g，延胡索20g，柴胡10g）内服、外敷太极膏、配合理疗仪治疗。1周治疗2次，4次为1疗程。1个疗程后复诊，眩晕症状未再复发，腰痛症状较前亦有缓解，遂将鸡血藤、全当归量减半，去柴胡、大枣、生姜，继服7剂治疗后，暂未再复发。

体会：该患者根据现代医学诊断，可以确诊为椎动脉型颈椎病，并且合并有围绝经期综合征的表现；根据其病史、临床表现及舌脉辨证为肝郁气滞，血脉不通证，故予以疏肝解郁、行气活血的药物，在葛根汤解除颈项部僵直疼痛症状的基础上，加入疏肝、行气、活血的药物，可以起到解郁通络的作用，不仅改善了椎动脉供血不足的问题，还解决了患者围绝经期月经不调、情志烦躁的症状，3个疗程下来，症状得以消除，心情愉悦。患者平日喜打麻将，易着急，故特嘱其注意调畅情志，经常活动，勤做米字操，如有不适，随时就诊。

（周广文）

刘克忠教授治疗颈椎病的经验

颈椎病是一种常见病，多因慢性劳损或急性外伤，引起颈椎骨质增生、颈项韧带、颈椎间盘、肌肉筋膜等发生退行性改变及继发病理改变（如失稳、错位等），刺激或压迫颈部神经、颈部脊髓或颈部血管等组织而产生一系列症状和体征的综合病症。颈椎病发病率高，严重影响了人们的生活质量和身心健康，其发病是退变、创伤、劳损、炎症及先天畸形等多种因素作用的结果。现代医学认为，颈椎病临床表现是因为颈椎及周围软骨、脊髓的损伤性、退行性改变影响脊髓、脊神经根、椎动脉及交感神经等，产生组织充血、缺氧、水肿、粘连。中医认为，颈椎病是由于肝肾不足、气血亏虚、劳力过度，风寒湿邪侵袭人体颈部，导致气血运行不畅，血瘀气滞，经络受损，脉络闭阻，不通则痛。

刘教授常采用内外兼治的方法来治疗颈椎病，可以很大程度提高颈椎病的治疗效果。采用展筋丹按摩颈背部配合刘教授中药经验方内服治疗颈椎病，效果显著。方法：展筋丹外用。用法用量：每晚睡前取适量药粉，涂抹于项背部皮肤（斜方肌中部，菱形肌所在部位的体表，即下2个颈椎和上4个胸椎棘突向外下方，止于肩胛骨内侧缘），用掌根揉法在涂药部位进行柔和且连续不断的旋转揉动（以患者感觉舒适为度），每次10分钟，每日1次。7天为1个疗程。刘教授中药经验方：葛根20g、桑枝10g、桂枝10g、三七10g、赤芍10g、延胡索20g、当归10g、川芎10g、桑寄生10g、香附10g、木香10g、生甘草10g。

根据十二皮部理论，项背部属太阳经和少阳经皮部，十二皮部位是指体表的皮肤按经络循行分布部位的分区，《素问·皮部论》云："皮有分部"、"皮者，脉之部也"、"欲知皮部，以经脉为纪"、"凡十二经络脉者，皮之部也"，位于人体最外层，正常情况下有抗御外邪、保护机体和反映病候、协助诊断的作用，当机体卫外功能失常时，病邪可通过皮部深入络脉、经脉以至脏腑。《素问·皮部论》云："邪客于皮则腠理开，开则邪入客于络脉，络脉满则注入经脉，经脉满则入合于脏腑也"。反之，当机体内脏有病时，亦可通过经脉、络脉而反映于皮部，根据皮部的病理反应而推断脏腑病证。中医临床常用皮肤针（七星针、梅花针）、皮内针、穴位贴药、热熨等疗法，均是通过皮部与经脉络脉乃至脏腑气血的沟通，和内在联系而发挥作用的。项背部中药按摩可通过刺激相应皮部经络，从而达到振奋经络之气，使人体最外层与经络气血相通，调整脏腑气机，加强新陈代谢，促进炎症物质的消除及营养物质的吸收，以治愈疾病。项背部穴位较多，有足太阳膀胱经、督脉、足少阳胆经走行的穴位，且有华佗夹脊穴，按摩项背部在一定程度上也相当于刺激了相应经络的穴位，可以起到疏通经络、活血、和络止痛的作用。

展筋丹是平乐正骨祖传秘方之一，主要成分：人参、珍珠、琥珀、当归、冰片、乳香、没药、三七各1.5g，血竭6g，麝香0.9g，牛黄0.3g。方中三七、血竭、乳香、没药、琥珀活血化瘀；牛黄配珍珠清热解毒，消肿止痛；当归活血养血；麝香、冰片辛散走窜，增强活血化瘀之效，同时利于透皮吸收。"外治之理即内治之理，外治之药即内治之药，所异者法耳。"加入人参，大补元气，加强以上药物效力，通过玄府入药。全方共奏活血止痛消肿之效，配合按摩亦有展筋之功。其效果"玄府大开无滞碍，致使邪气出如飞"。有活血，舒筋，止痛的作用。

颈椎病的主要症状有颈项部不适。颈部受损伤后，颈背部肌肉痉挛，人颈背部固有肌（竖脊肌、斜方肌、菱形肌等）以脊柱为中心，一旦颈项部神经或者肌肉等组织产生充血、缺氧、水肿、粘连等一系列无菌性炎症反应，则会形成颈椎病，而展筋丹具有活血、舒筋、止痛的作用，将展筋丹涂抹于项背部，并以揉法按摩，可以最大限度地使药物高度集中在局部靶组织发挥作用，增加局部组织对药物最大程度的吸收，从而减轻颈部神经和肌肉等的无菌性炎症反应。

此治疗方法中的按摩作用于项背部，掌根揉法动作柔和，安全无刺激，操作简单易学，操作时间每次只需5到10分钟，患者家属即可充当医生给患者进行按摩，不需要患者每天往返医院接受按摩治疗，大大节省了患者的时间。

刘教授在内治法的运用上，以中药为主，忌中西药物齐上，并力求精练，也不迷信珍贵昂价稀有之品，只求价廉有效。在颈椎病经验方中，以桂枝加葛根汤为主，因"太阳病，项背强几几"是颈椎病的常见症状。葛根升津液，濡筋脉，解肌退热，解痉止痛效果突出；桂枝疏散风寒，发汗解表，桑枝善于祛风湿，通经络，达四肢，利关节，并有镇痛作用，桑寄生补肝肾、强筋骨为臣；延胡索、香附、木香行气止痛，三七为治伤要药，既能止血，又能活血散瘀、消肿止痛，刘教授认为它有化瘀而不伤新血，止血而不留积瘀的独特功效，因此用治体内外多种出血证，如出血兼有瘀滞者尤为适合，川芎、延胡索活血行气止痛，当归补血活血，芍药、甘草生津养液，缓急止痛。诸药合用，共奏升津舒筋，活血化瘀，行气止痛，强筋骨之功。

刘教授提倡功能锻炼，他认为治疗过程中结合功能锻炼，可有事半功倍之效，既能巩固、扩大疗效，长期坚持，还能预防复发。既能解除病痛，又能增强体质，防病治病，保健养生，延年益寿。刘教授伤科手法中有许多被动屈伸旋转关节的手法，练功法中，也有许多主动屈伸旋转关节的动作，使两者有机地结合。练功疗法有活血化瘀、消肿定痛；营养伤肢、活利关节；促进愈合、防止萎缩；避免关节粘连、僵硬，防止骨质疏松；扶正祛邪，有利于功能全面康复的防治作用。颈项部功能锻炼：让患者双手手指交叉一起，掌心贴于头枕部，头尽力向后仰，手掌尽力向前推，保持平衡，每次坚持1~2分钟，连做10次，每日做1~2次，待颈部感觉较前舒适，症状减轻后，再做头部米字操，向前后左右各个方向活动，幅度从小到大，动作从慢到快，以舒适为度，症状消失后仍应坚持做，可预防疾病复发，疗效更为持久。

刘教授治疗颈椎病典型病例

王某某，男，67岁。

初诊：2019年1月7日。颈肩部疼痛、活动受限1个月余。诉1个月前无明显诱因出现颈肩部疼痛，活动受限，偶伴左上肢酸痛，左环小指麻木。查体：$T_5 \sim T_7$棘突旁压痛，左侧甚。臂丛神经牵拉试验阳性，双上肢肌力无异常。X线片示颈椎骨质增生，生理曲度变浅。二便正常，纳可，舌质暗，苔薄白，舌下脉络瘀紫，脉弦细。

诊断：颈椎病。

处理：

（1）颈肩部津波治疗仪治疗，两组电极片分别吸附在颈百劳和肩井，强度调至患者能承受的最大处，治疗时间20分钟/次，隔天

1次，3次为1疗程。

（2）在颈背部涂抹展筋丹并按摩5分钟，每日1次。

（3）中药处方：葛根20g、桑枝10g、桂枝10g、三七10g、赤芍10g、延胡索20g、当归10g、川芎10g、桑寄生10g、香附10g、木香10g、生甘草10g，7剂。每日1剂，煎服，分早晚两次服用。

（4）颈部功能锻炼，每日2次。

（5）注意休息，减少低头时间，不适随诊。

二诊：2019年1月14日。颈肩部疼痛好转，左上肢酸痛明显好转，左手指麻木未再出现，颈背局部压痛减轻。

处理：同第一次就诊临床治疗方案。

三诊：2019年1月21日。患者诉症状已消失。

小结：颈椎病是常见病，且颈项部不适是所有类型颈椎病都有的临床表现，故穴位按摩及抹药均选择在颈项部操作。穴位按摩通常可以起到疏通经络，调理脏腑气机的作用，选择合适的穴位进行津波治疗，在一定程度上可以代替按摩。展筋丹有活血化瘀、疏通经络的作用，局部抹药后加以揉法按摩，可使药效渗透入里，且颈项部的肌梭与神经纤维联系紧密，药物吸收后可以改善颈项部的神经传导支配情况。抹药部位选择在颈项部，是因为颈项部位有督脉、膀胱经、胆经经络循行，穴位较多，效果更佳。配合刘教授中药经验方，活血化瘀，祛风湿行气止痛，补肝肾强筋骨之效显著。运用药物按摩、功能锻炼、中药内服可以有效改善颈椎病。

（周晓红）

从抗疲劳角度防治绝经后骨质疏松症临证经验

随着我国逐渐步入老龄化社会，患有骨质疏松症的患者逐年增多，其中绝经后骨质疏松患者占约80%，绝经后骨质疏松症是一个多因素疾病，临床症状多样化，严重影响患者生活质量。刘教授对于中医药治疗绝经后骨质疏松症有着独有的见解，通过多年临床观察他认为疲劳是绝经后骨质疏松症患者主要症状之一，疲劳也是加重临床症状或继发骨折的重要原因。笔者有幸师从刘教授，得窥一二，现从抗疲劳的角度对绝经后骨质疏松症的防治等方面进行探析，更加清楚地认识中医药治疗骨质疏松症的现状，从而更好地发挥中医药治疗该疾病的优势。

（一）绝经后骨质疏松与疲劳关系

唐·孙思邈《备急千金要方》云："骨虚者，酸疼不安好倦"。刘教授认为中医没有明确的骨质疏松症这一病名，这里的"骨虚"记载与"骨质疏松症"临床症状较为相似，多年临床观察，刘教授认为疲劳既是绝经后骨质疏松症的主要症状之一，也是加重临床症状或继发骨折的重要原因。《素问·举痛论篇》有云："劳则气耗。"《素问·调经论篇》有云："有所劳倦，形气衰少。"汉·华佗《中藏经·劳伤论第十九》云："劳者，劳于神气也；伤者，伤于形容也"。这里可见疲劳在一定程度可以引起绝经后，骨质疏松症患者临床不适的重要病因，疲劳过度则可耗气，可出现气少力衰，懒于语言、四肢困倦、精神疲惫等症，劳心过度，则暗耗阴血，心神失养，失眠多梦。再者性生活无节制，则耗伤肾精，腰膝酸软，眩晕耳鸣，精神萎靡。

（二）绝经后骨质疏松症患者存在疲劳的理论依据

现在大多数医家认为绝经后骨质疏松症的最基本病机是以肾虚为主并与肝脾有密切关系的衰退性疾病，刘教授认为肝肾脾虚也是导致绝经后骨质疏松症患者疲劳的重要原因，《灵枢·海论》云："髓海有余则轻劲多力，自过其度。髓海不足，脑转耳鸣，胫酸眩晕，目无所见，懈怠安卧。"可见肾虚，则肾精不足，骨髓失养，可出现腰酸背痛、疲劳、无力、倦怠等症状。刘教授认为肾虚是绝经后骨质疏松症患者疲劳的重要原因，肝失调达是女性发病的重要病机。"女子以肝为本"，《素问·六节藏象论篇》云："肝者，罢极之本。"《素问·五脏生成论篇》云："肝受血而能视，足受血而能步，掌受血而能摄。"可见肝藏血疏泄功能失调是会产生头昏眼花、四肢无力、动则疲劳不适的症状。再者脾为"后天之本"、"气血生化之源"，主运化，是气血津液生化之源，脾旺则四肢强健，脾虚则无以生髓养骨，导致疾病的发生。金元时代李东垣又系统论述了劳倦内伤。明·孙志宏《简明医彀》云："夫胃主纳受，脾主运动，脾虚谷气不克，脾愈无所禀矣。脾运四肢，既禀气有亏，则四肢倦怠而嗜卧也。"可见脾虚是导致疲倦的重要原因。刘教授认为绝经后骨质疏松症疲劳症状是多脏器虚损、筋骨失养，劳于神气，伤于形体，临床治疗要整体调节，依据患者临床的症状谴方用药，达到改善疲劳症状，延缓骨量丢失，或增加骨量，降低骨折风险，提高生存质量为最终目的。

（三）绝经后骨质疏松症患者存在疲劳的临床状况

明·张介宾《景岳全书·卷十六·劳倦内伤》云："劳倦内伤之证，有因困倦而忽然发热，或怠惰嗜卧，懒于言语，其脉缓而大，或浮或细，而无外邪者，此即时人之所谓劳发也，单一宜温补为主。"明·王肯堂《证治准绳·卷十三》云："若四肢慵倦，小便少或不利，大便走，沉困，饮食减少，宜调胃去湿，白术、芍药、茯苓三味，水煎服，白术除脾胃之湿，芍药除胃之湿热，四肢困倦……"明《普济方·肾脏门》云："补骨脂汤治骨虚酸疼，多倦。"清·陈士铎《辨证奇闻》云："肾水无脾土之资生，则肾气更涸，何能分布于筋骨，此精神气力之倦乏也。"可见古人也记载与绝经后骨质疏松症相关疲劳的临床经验，绝经后骨质疏松症表现的倦痛、精神疲惫、四肢无力，倦怠，劳倦乏力等系列疲劳症状。

（四）辨证论治

刘教授从中医整体观的角度认为有诸形于内，必有诸形于外，疲劳症状就是绝经后骨质疏松症患者一种外在的最重要表现形式，是临床辨证的重要"线索"，临床对绝经后骨质疏松症患者临床治疗时要首先对患者疲劳状态要辨病求因，明确患者疲劳类型及原因，再者辨证与辨病相结合。

劳力而感疲劳，多责之肾，多属于肾虚证，《素问·灵兰秘典论篇》云："肾者，作强之官，伎巧出焉。"指出肾的功能正常则强于劳作。肾为元气之根，以司人体气化功能，能通达人体内外上下；此时绝经后骨质疏松症患者肾气亏虚，机体功能活动低下。《素问·上古天真论篇》中也描述了随着肾之精气的逐渐充盛，人体发育正常，精力旺盛，体力充沛；随着肾之精气的逐渐虚衰，五脏六腑亏虚，进而导致"五脏皆衰，筋骨解堕"。肾虚可以引起疲劳，疲劳也往往是肾虚的一个重要症状。刘教授临床多采用薯蓣丸、延寿丹，补益肝肾、治疗虚劳少气，四肢无力，精神疲乏诸症还可延年益寿。

劳神而感疲劳，多属于心气阴两虚而致血瘀气滞证，心主血脉，正如《素问·宣明五气篇》中云："心藏神。"张景岳注曰："心为一身之君主，禀虚灵而含造化，具一理而应万机，脏腑百骸，唯所是命，聪明智慧，莫不由之。"心的生理活动正常是生命个体拥有良好心理素质的脏腑基础，如果心的生理活动失常，则容易出现心理疲劳。心"在志为喜"，适度的欢喜愉悦有利于情志的畅达和气血的流通，是消除生理、心理疲劳的重要方法。所以刘教授临床多鼓励患者增强治疗疾病的信心，临床多采用天王补心丹加减宁心保神，益血固精，壮力强志。

情志不舒而感疲劳，多责之肝，多属于肝肾阴虚证，肝主疏泄，调畅周身的气机，使气机的升降出入运动协调平衡，从而维持各脏腑器官功能活动的正常，若肝的气血衰少，筋脉失养，则会出现筋力不健、运动不利等。正如《素问·六节藏象论》中云："肝者罢极之本。"说的就是肝脏功能失常是产生疲劳的重要原因。刘教授临床多用黄芪益损汤加减，疏肝理气、气血双补治疗诸多疲劳，作为抗疲劳的理想方剂。

饮食不节伴感觉疲劳，多责之脾，多属于脾胃虚弱证，脾胃为后天之本，气血生化之源，是精气升降出入的枢纽。脾胃功能正常，则气血化源充足，四肢肌肉得养而轻健有力；若脾胃功能失常，气血化源不足，四肢肌肉失养，则出现倦怠乏力。临床上刘教授多用补中益气丸合黄芪建中丸等加减补脾肾气虚，长肌肉，调中助力，益精志，利腰膝。

诸如此类，辨病求因，辨病与辨证相结合，最后刘教授依据患者临床的病证遣方用药，标本兼治，整体调节。

（五）病案举例

周某，女，58岁，2019年6月30日初诊。主诉：腰背酸痛多年，绝经十年余，夏天怕冷不敢吹空调，时有潮热出汗，失眠多梦，双目干涩，四肢无力，动则疲劳，饮食可，二便调，查体：舌质红边有齿痕，苔薄白，脉沉细涩，形体消瘦，腰椎触诊生理曲度尚可，未见明显移位，前屈后伸稍受限，双棘突上压痛不明显，双直腿抬高试验阴性，双下肢肌力、感觉正常。腰椎正侧位X线片示腰椎退行性变。西医诊断：骨质疏松症。中医诊断：骨痿（气阴两虚证）。处方：黄芪20g、浮小麦30g、党参20g、石斛10g、生地20g、茯苓10g、白术10g、五味子10g、麦冬20g、山药10g、桂枝10g、白芍10g、菖蒲10g、酸枣仁10g、丹参10g、甘草10g，10剂，水煎服，每日1剂，早、晚2次温服。

2019年7月15日复诊：患者自述自觉症状较前好转，但是仍有潮热出汗，故在前方基础上去吴茱萸、泽泻，加女贞子20g、旱莲草20g，地骨皮15g，知母10g，黄柏10g，滋阴降火，以养肾水。10剂水煎服，每日1剂，早、晚两次温服。嘱其适当运动，勿过度劳累。

2019年7月29日三诊，患者诉诸症大减，潮热状改善，精神较前好转，舌质红，苔薄白，脉细弱。久病需缓治疗，故在二诊基础上，去浮小麦、知母、黄柏，嘱患者继续服用1个月余，并配合八段锦和合理膳食巩固疗效。

按语： 患者天癸绝肾水干涸，不能滋养骨髓以及心神，动则疲劳，阴血亏损、虚热内生故而腰背酸痛、四肢无力、失眠多梦、潮热汗出、阴损及阳，故而有怕冷等，故需要补肾阴安君神，补气血益营卫，故采用天王补心丹合黄芪建中汤加减以治疗，黄芪补中，生地滋养肾水，菖蒲、酸枣仁安神，女贞子、旱莲草坚阴，桂枝芍药荣营卫，丹参清心活血补而不滞，临床根据患者症状加减诸药，已达到宁心保神、益血固精、补气血、益营卫、壮力强志之效。

（郑剑南）

基于"治病求本、筋骨并重"理论探讨复发性髌骨脱位的治疗策略

湖北中医名师刘克忠教授是1964届河南平乐正骨学院毕业生，早年师从平乐正骨第五代传人高云峰、第六代传人郭维淮，在手法疗伤辨证用药方面深得真传，在六十年的临床、教学工作中对平乐正骨理论进行了良好的传承和发展。其中筋骨互用平衡论是平乐正骨理论体系的一大特色，其学术思想广泛用于筋伤、骨伤各类疾病的诊疗。

髌骨脱位是关节外科常见疾病，占膝关节损伤的2%~3%，复发率在15%~80%，髌骨再次脱位后继发性髌骨关节不稳的发生率＞50%。随着研究的深入，复发性髌骨脱位虽可由于一次或多次的创伤性脱位后关节周围支持组织愈合不良引起，但更常见于合并有一种或多种解剖结构的异常，使得髌骨始终存在易脱出的趋

势，简单的复位固定容易导致治疗失败和疾病复发。因此，在治疗髌骨脱位时寻找导致脱位的异常因素尤为重要，这也是中医治疗一切疾病的根本原则，即"治病求本"。

在恩师刘克忠教授的指导下，笔者尝试基于"治病求本、筋骨并重"理论，以"治病求本"为治疗原则，以"筋骨平衡"分析力学因素，以"筋骨并重"指导治疗思路，对复发性髌骨脱位进行探究，旨在为深入理解复发性髌骨脱位的病因、病机、治则、治法等提供一个新的视角。

（一）治病求本的源流与内涵

治病求本源于《素问·阴阳应象大论》，书中有言："阴阳者，天地之道也，万物之纲纪，变化之父母，生杀之本始，神明之府也，治病必求于本"。治病求本，指针对疾病的本质进行治疗，是任何疾病治疗时都必须遵循的原则，反映了具有最普遍指导意义的治疗规律，是贯穿于整个治疗过程的基本方针，是中医治则理论体系中最高层次的治疗原则。

1. 阴阳为本

吴昆对《素问·阴阳应象大论》原文注曰："天地万物，变化生杀而神明者，皆本于阴阳，则阴阳为病之本可知。故治病必求其本，或本于阴，或本于阳，必求其故而施治也"。张志聪在《黄帝内经素问集注》中曰："本者，本于阴阳也。人之脏腑气血，表里上下，皆本乎阴阳；而外淫之风寒暑湿，四时五行，亦总属阴阳之二气；至于治病之气味，用针之左右，诊别色脉，引越高下，皆不出乎阴阳之理，故曰治病必求其本"。阴阳是天地万物生长变化、衰亡的根本原因，《素问·阴阳应象大论》在此基础上提出"治病必求于本"，治病之本即为"阴阳"。阴阳是对疾病本原的总概括，适应于一切疾病，在八纲辨证中也有"首辨阴阳"一说。

2. 病因为本

以"病因"为本，出自《素问》"必伏其所主，而先其所因"。

明·张景岳在《景岳全书》中云"起病之因，便是病本"。明·周子干在《周慎斋遗书》中亦说："种种变幻，实似虚，虚似实，外似内，内似外，难以枚举，皆宜细心求其本也。本必有因，或因寒热，或因食气，或因虚实，或兼时令之旺衰"。疾病发生，外在表现有诸多不同，应细心求其病因，方能从根本入手治愈疾病。

（二）筋骨并重的源流与内涵

平乐正骨理论认为，筋骨是人体复杂而平衡的运动系统之总称。筋束骨、骨张筋，筋与骨的关系颇为密切。筋联络四肢百骸，通行血脉；骨正筋柔，气血以流，腠理以密，如是则骨气以精，谨道如法，长有天命。筋与骨是相互依存、相互为用的。

1. 筋的源流

《说文解字》云："筋，肉之力也。从肉从力从竹。竹，物之多筋者。"从力，指出了筋可以产生力量。《易筋经·总论》云："筋乃人身之经络，骨节之外，肌肉之内，四肢百骸，无处非筋，无处非络，联络周身，通行血脉而为精神之外辅"。《杂病源流犀烛·筋骨皮毛发病源流》指出："筋也者，所以束节络骨，为一身之关纽，利全体之运动者也"。《类经》云："筋有刚柔，刚者所以束骨，柔者所以相维，亦犹经之有略，纲之有纪，故手足项背直行附骨之筋皆坚大，而胸腹头面支别横络之筋皆柔细也"。可见筋具有力学性能，可束骨，主司一身运动，筋可通行血脉、联络周身。

2. 骨的源流

《说文解字》云："骨，肉之核也；从凸，有肉。凡骨之属皆从骨"。《灵枢·经脉》云："骨为干，脉为营，筋为刚，肉为墙"。可见骨为全身之支架，既可以支持形体，又能保护内脏，为筋的运动提供支撑和附着。

3. 筋与骨的平衡互用

《素问·五脏生成篇》云："诸筋者皆属于节"。"节"指"骨节"，筋通过肌腱连于骨节，两者紧密相连，协同合作，共同发挥正常的生理活动，故诸筋者，皆属于节。《医宗金鉴·正骨心法要旨》云："骨肉相连，筋可束骨……诸筋从骨，联续缠固，手之所以能摄，足之所以能步，凡阙运动，罔不顺从"筋附于骨，骨连着筋，筋与骨相互连接、相互统一。骨靠筋的伸展和收缩实现运动功能，筋靠骨的支撑和承载协助身体各种运动。"筋"与"骨"在正常情况下处于一种平衡互用的状态，受各种内外界因素的影响，这种平衡或被破坏，形成"筋骨失衡"的病理状态，相应的生物力学和生物运动学特性也会产生相应改变。

（三）基于"治病求本、筋骨并重"理论探讨复发性髌骨脱位的治疗策略

筋膜、肌腱、韧带、滑膜、关节囊等组织属于中医"筋"范畴，为肝所主，筋系统是膝关节的稳定体系；骨，为肾所主，骨系统是膝关节的支撑体系。膝关节运动时，力通过筋作用于骨，进而作用于关节，从而维持关节协调统一的运动模式，提示膝关节筋骨的结构密不可分、功能协调统一。从生物力学的角度，髌骨脱位的发生，或因静力平衡系统失稳所致，或因动力平衡系统失稳所致。髌骨周围的肌肉、筋膜构成动力平衡系统，髌骨、滑车、韧带构成静力平衡系统，髌骨关节正常运动依靠动静力平衡系统的稳定，一旦力学失衡则出现筋骨失衡，导致髌骨脱位。通过复位固定多半能使髌骨关节恢复初步的筋骨平衡状态，但在影响平衡的某一因素异常的状态下，轻微的外力就会再次打破这种平衡。

内侧髌骨韧带的松弛或断裂、髌骨倾斜、韧带松弛等因素更多的从"筋"的角度影响髌骨关节的稳定性，胫骨结节至股骨滑车沟距离过大、膝关节的外翻畸形和过伸畸形、股骨前倾角过大、胫骨旋转角过大等因素更多的从"骨"的角度影响髌骨关节的稳定性。髌骨关节活动与稳定的维持依靠肌肉收缩，从而牵拉关

节运动，着力点在韧带、肌腱与骨的结合部，即筋的结聚点，也是肌肉收缩牵拉关节运动的应力集中点。通过对症处理筋骨之间的结聚点，可改善软组织的张力平衡，才能恢复关节的筋骨力学平衡。

　　复发性髌骨脱位的影响因素很多，且患者多于就诊过程中髌骨已经自行复位，对于没有丰富经验的医者是不容易诊断出来的，要依靠望、闻、问、切"四诊合参"进行综合分析，以求其根本。医生仔细询问其病史、外伤的力量和姿势、有无"打软腿"等情况，并触诊其压痛部位、髌骨活动度等，方可求本。对于明确复发性髌骨脱位诊断的患者，我们则要求其病因、辨其阴阳，筋在外为阳，主要起到维持运动的作用，骨在内为阴主要起到保护的作用，医生需要借助X线、CT、MRI等现代检查手段明确其导致髌骨脱位复发的根本在阴或是在阳，在筋或是在骨，并以此确定内侧髌骨韧带重建、胫骨结节移位、截骨矫形等治疗方案，从根本上恢复其解剖异常状态，恢复筋骨平衡，做到"治病求本"。

（张　麟）

参考文献

［1］唐·蔺道人.仙授理伤续断秘方［M］.北京：人民卫生出版社，1957.

［2］明·异远真人.跌损妙方［M］.上海：上海科学技术出版社，1984.

［3］清·赵廷海.救伤秘旨［M］.上海：上海科学技术出版社，1984.

［4］丁继华.伤科集成（上、下册）［M］.北京：人民卫生出版社，1999.

［5］清·胡廷光.伤科汇纂［M］.北京：人民卫生出版社，1985.

［6］清·赵竹泉.伤科大成［M］.上海：上海中医书局，1954.

［7］刘克忠.骨肿瘤［M］.南宁：广西科学技术出版社，1996.

［8］陈洪波.刘克忠伤科用药经验［J］.湖北中医杂志，2000，22（1）：8-10.

［9］陈洪波.刘克忠理伤手法概述［J］.湖北中医学院学报，2000，2（2）：16-19.

［10］陈洪波.刘克忠中医骨伤科学术思想探折［J］.湖北中医杂志，2003，25（7）：18-20.

［11］袁邪.中国手法治疗骨折彩色图谱［M］.北京：北京科学技术出版社，2002.

［12］韦贵康，石印玉.中医骨伤科治疗手法图解［M］.上海：上海科学技术出版社，2003.

［13］刘柏龄，赵文海.图解骨折治疗手法［M］.北京：北京科学技术出版社，2003.

［14］郭维淮.洛阳平乐正骨［M］.北京：人民卫生出版社，2008.

［15］赖镭成，赖嘉凌.实用伤科典籍［M］.北京：人民卫生

出版社，2009.

［16］叶新苗. 中医骨伤经典名篇选读［M］. 北京：人民卫生出版社，2013.

［17］黄桂成，王拥军. 中医骨伤科学［M］. 北京：中国中医药出版社，2021.

［18］陈洪波，彭锐. 运动伤病中医辨治［M］. 北京：中国医药科技出版社，2019.